암 이후의 삶을 위한 **통합의학 처방**

암, 다시 짓는 집

암 이후의 삶을 위한
통합의학 처방

암, 다시 짓는 집

전미선 지음

암을 안다.
앎을 실천하다.
실천을 지속하다.

통합의학,
환자 중심 배움의 여정

전이성 유방암으로 치료를 받고 있는 60대 환자분을 만났다. 전이된 지 이미 10년 이상 지났고 지금은 두개골과 경미한 변화를 보인 경추 두 곳으로 전이되었다. 통증으로 방사선 치료를 받는 중이다. 환자분은 앞으로 어떻게 될지 몰라서 미래가 두렵다고 했다. 자신의 고통을 이해 못 하는 자녀와 동생에게 섭섭한 마음이 들 때가 있다고도 말했다. 환자와 보호자 모두가 이해된다. 본인은 전이 된 통증으로 아프고 죽을까 두렵고 가족은 이해 하면서도 오랜 간병에 지쳤다. 가족에게 '고맙다'는 표현을 자주하고 아플 때는 '얼굴 말고 말로 잘 전하자'고 했다. 우리는 아래와 같은 대화를 나누었다.

"암을 오랫동안 앓고 있는데 죽음이 두려우세요?"
"죽음의 두려움보다 주변 사람들과 비교하게 되네요."
"무엇이 비교되나요?"
"항암 치료로 탈모 되고 기운도 없는데 친구들은 예쁘

게 잘 지내는 것 같아서요."

"죽음 후를 생각해본 적 있으세요?"

"죽음 이후가 있나요?"

"저는 죽음이 몸을 떠나는 과정이라 생각해요. 지금의 생은 다음 생을 만들기 위해 성장하는 과정이 아닐까요. 그러니 다른 사람과 비교하지 말고 나를 위한 준비에 집중하면 좋겠어요. 지난 15년의 치료 기간 동안 좋은 것은 없었나요?"

"딸이 결혼하고 손자도 봤어요. 생각해보니 이것도 큰 감사네요. 지금 움직일 수 있고, 스스로 걸을 수 있고, 크게 아프지 않은 것도 감사하네요."

환자에게 죽음 이후를 말했지만 먼저 나부터 왜 태어나고 무엇이 인생의 목적인지 궁금했었다. 그래서 보완의학을 공부하고 천문학, 양자역학, 사회학에도 관심을 가졌다. 브라이언 그린 박사 Dr. Brian Greene 의 책을 읽고 찾아보았던 영상이 기억에 남는다. 우리가 어떻게 서로에게 영향을 미치는지를 말해주는 영상이었다. 연주자가 바이올린을 켜는 장면이 나오는데, 나는 그 장면에서 깊은 생각에 빠졌다. 오케스트라 연주 전에 수석 바이올린 연주자의 음에 맞추어 모두가 음을 조율하는 장면이었다. 많은 악기가 저마다의 '도' 음계를 가지고 있는데, 모든 '도'가 똑같은 게 아니었다. 조율을 통해 하나로 맞춰야 하는 저마다의 다른 '도'였다.

영상을 보면서 우리가 서로 다른 모습으로 부딪치며 살아가는 이유를 알게 되었다. 다른 것은 문제가 아니다. 우리는 저마다의 모습으로 태어나서 더 맑은 소리를 내기 위해 산다. 더 좋은 향기를 발하고, 더 밝은 빛을 내기 위해서 살아간다. 그러나 우리의 소리가 오케스트라가 되기 위해서는 서로 부딪쳐야 한다. 외면해서는 안 된다. 더욱 아름다운 음악을 위해서는 마주 앉아 서로의 음을 맞춰야 한다. 음악에서 서로의 음을 맞추는 과정이 조율이라면 인생에서는 관계이고 사랑이다.

나는 운 좋게도 특별한 기회가 많았다. 미국에서의 경험이 특히 그랬다. 미국에서 전공의 시절 나를 포함한 세 명의 전공의는 매주 정신과 교수님을 만났다. 삶과 죽음, 아픈 환자들에 대한 이야기가 주제였다. 지금 생각해도 왜 그런 기회가 내게 왔는지 모르겠다. 9년간 몸담았던 터프츠 대학 병원에는 환자와 자상한 상담을 하는 교수님이 있었다. 나에게 환자 중심의 진료를 가르쳐준 분이다. 다른 교수님에게는 공부하는 법을 배웠고 같이 수련한 동료에게도 배웠다. 그 시절은 모든 것이 인생을 배우는 학습의 장이 되었다. 환자 중심으로 생각하는 훈련을 했고, 스스로 질문하고 답하고, 도서관에서 관심 있는 논문을 찾는 게 습관이 되었다. 나를 표현하는 법을 배웠고 누구와도 환자에 대해 질문하고 토론했다.

나는 의사로서 환자의 불편함에 관심이 많았다. 이는 환자의 불편을 줄이기 위한 노력으로 이어졌다. 자연히 부작용에 관해 공부했고 방사선 염증반응, 환자의 삶의 질에 대한 관심이 컸다. 무엇보다 나를 성장하게 하고 환자 중심의 진료에 집중하게 만든 것은 환자들의 이야기다. 사람의 삶은 참으로 다양했다. 환자들이 전하는 이야기를 들으며 간접적으로 환자의 삶을 경험했다. 함께 고민하고 해결 방법을 찾는 시간이 쌓이면서 조금씩 문제의 실타래를 풀었고 지금 여기까지 오게 되었다.

학생들이 묻는다. 왜 대체보완의학 분야에 관심을 가지게 되었느냐고. 시작은 미국과 한국 환자의 차이를 발견하고 해결 방법을 찾으면서부터였다. 똑같이 골반 방사선 치료를 해도 미국 환자는 설사 증상이 많았고 한국 환자는 반대로 변비 증상이 나타났다. 미국 환자에게는 많은 양의

지사제를 줬던 기억이 생생한데 한국은 반대였다. 오히려 변비 처방과 직장 내 염증을 줄이는 치료가 필요했다. 출산 후 따뜻하게 지내는 조리 방법을 강조하는 한국과 달리 바로 목욕을 하는 문화가 있는 미국의 차이처럼 달랐다. 그래서 다르게 처방하는 것에 그치지 않고 관심을 가지고 공부를 시작했다.

먼저 시작한 것은 영양 공부였다. 병원에 영양 연구회를 만들어 정기적으로 공부를 했다. 1990년대 중반 한국에 돌아왔을 때의 일이다. 환자들이 느릅나무 다린 물을 많이 먹는다는 것을 알았다. 그냥 지나치지 않고 효능이 있는지, 실제로 있다면 구체적으로 어떤 효능인지 알고 싶었다. 전문 분야가 아니어서 화성에 위치한 농촌진흥청 산하 연구소를 찾아갔다. 연구원의 설명으로 얼마나 많은 느릅나무가 손상되었는지를 알았다. 사람들이 하도 나무 껍질을 벗겨서 성한 느릅나무가 한 그루도 없을 정도라는 말을 들었다. 다행히 얼마 지나지 않아서 이것이 암에 효과가 없다는 게 밝혀졌고 느릅나무 수난사도 막을 내렸다. 환자들이 사용하는 다양한 대체 요법들은 객관적 검증 없이 유행을 따르는 경향이 있다. 우엉 다린 물이 유행한 때도 있고, 최근에는 콜라겐을 먹어도 되는지를 자주 묻는다. 나도 그

많은 먹거리를 모두 알 수가 없어서 관련 정보를 확인하고, 한의사와 다른 전문가에게 물어가며 지금도 공부한다.

미국의 에모리 대학 병원에서는 의사가 직접 시술하는 침술을 보았다. 자극을 받아서 관련 과정인 Acupuncture for Physician Course를 수료했고 사람의 고유한 특성과 기질에 대한 이해가 깊어졌다. 각자의 고유한 특성에 맞게 사는 것과 더불어 본인의 장점을 개발하는 것의 중요함을 알게 되었고, 자신의 그릇에 적합한 자리에 있어야지 높은 자리에 연연할 필요가 없다는 것도 배웠다. 서양 의학의 장점에 더하여 정서적 측면과 인간관계의 중요함을 배운 것도 큰 수확이었다. 지금도 침술이 미국에서는 흔하게 이용되고 있는데 환자의 증상 완화에 도움이 됨에도 우리나라에서는 적절하게 사용되지 못하는 현실이 안타깝다.

몸의 움직임에 대한 관심으로 태극권을 배웠다. 태극권은 몸의 연결, 바른 자세, 근력과 근막의 힘을 몸으로 익히는 계기가 되어주었다. 배운 내용들을 응용하여 환자를 잘 걷게 하고 기운을 차리게 하는 활동으로 활용한다. 명상은 나이가 들어서 자연스럽게 접하게 되었다. 나이가 들수록 참을성이 적어지고 화가 늘어서 마음을 다스리기 위한 목적으로 시작했다. 명상에 관심을 가지면서 달라이 라마의 강연을 직접 듣는 기회가 생겼다. 표를 구하기 어려운 강연인데, 13시간의 시차 덕분에 서울에 있어서 표를 구할 수 있었다. 달라이 라마는 '선한 인간Good Human Being'이 되는 일이 가장 힘든 일이라고 힘주어 말했다. 서양 의학이 우울, 불안과 같은 정신의 부정적인 요소의 완화에 집중하는 것과 달리 동양의 수행은 긍정적인 마음을 키운다는 것을 배우는 자리였다.

앨런 월리스Allan Wallace가 이끄는 티베트 명상 코스에 참여하는 기회도 있었다. 명상의 경험은 이전에 배운 이완 요법인 '자율신경훈련법Autogen Training'을 더욱 풍성하게 했다. 이 밖에도 참선, 위파사나, 법륜 스님의 '깨달음의 장' 등을 다니면서 이해의 폭을 넓혔다. 덕분에 이전보다 많은 평정심을 갖게 되었다. 더 많이 빨리 얻으려고 이치를 거스르는 행동을 줄이게 되었고 너무 채웠으면 비우는 시기도 필요하다는 것을 알게 되었다. 마음의 긴장을 풀어준 이완 요법의 효과다. 물이 반밖에 안 남은 게 아니라 반이나 남은 것이라는 긍정적인 마음과 나머지 반을 어떻게 채울지에 집중하는 태도는 꾸준한 명상 훈련의 결과다. 세상에 저절로 되는 것은 없다. 알기를 원해야 하고 알았으면 실천해야 한다.

나는 이렇게 배우기를 원하고 배운 것을 다른 사람에게도 똑같이 전해주고 싶어 했다. 덕분에 다양한 것을 배울 수 있었지만 초반에는 서툴러서 많은 시행착오를 겪기도 했다. 한때는 이렇게 다양한 분야에 관심을 가지고 한 가지에 집중하지 못하는 자신에 대한 회의가 들 때도 있었다. 조금 더 깊게 공부하고 파고들어야 하는 것이 아닌가? 스스로에게 질문을 많이 했다. 나는 이 답을 전세일 교수님과의 면담에서 얻었다. 교수님은 펜실베니아 대학병원 재활의학과에서 일하시다가 한국에 들어와서 통합의학대학원을 시작하신 분이다.

"교수님 저는 하나를 깊게 하지 않고 왜 이렇게 다양한 것에 관심을 가지고 공부를 할까요?"
"오케스트라 단원들이 각자의 악기를 연주한다면 너는 지휘자 역할을 하고 있는 거야!"

마음이 뻥 뚫리는 기분이었고 더욱더 환자에게 관심을 가지고 공부하는 계기가 되었다. 치료 외에 환자들의 마음에도 관심을 가지고 관찰했고, 나를 위해서 시작한 마음공부와 심신요법을 환자에게 전달하기 위한 지도자 과정도 수료했다. 그러면서 환자에게 마음의 빛이 되어주는 것이 나의 역할이라 생각했다. 그런 뜻에서 2004년부터 환자들과 함께 이완 요법을 수련했고, 2007년부터는 보건소에서 지금은 아주대에 있는 경기도지역암센터에서 이완명상 과정을 이끌고 있다. 환자들이 자연스럽게 참여하도록 과정을 설계했고 지금은 코로나 시대에 맞춰서 온라인 6주 과정으로 운영한다. 좀 더 깊은 배움을 원하는 사람들을 위해서 심화반도 별도로 운영한다.

참여한 환자들의 가장 많은 피드백은 '숨이 편해졌다'와 '화가 덜 난다'였다. 보통 한 달 정도 꾸준히 하면 오래된 불면증에도 효과를 본 환자들이 나타났다. 최근에 한 환자도 통증으로 잠을 자주 깼는데, 이완 요법으로 깨지 않고 숙면을 취했다고 말해주어 보람이 있었다. 그러나 모든 사람이 조용히 앉아서 자신을 고요하게 들여다보는 이완명상이 익숙해지기는 어렵다. 익숙하지 않은 환자, 젊은 환자, 움직이는 것을 좋아하는 환자에게는 운동을 먼저 권하고 걷기 명상 정도를 추천한다. 그것만으로도 효과를 볼 수 있기 때문이다.

돌아보면 이 모든 성장은 나의 노력만으로 이룬 것이 아니다. 나에게 항상 할 수 있다는 자신감을 주고 미국에서의 의사 생활을 지지해준 남편이 있어서 가능한 일이었다. 인내심과 조건 없는 사랑을 실현할 수 있는 기회를 준 아이들에게 감사한다. 적절한 시기에 좋은 책을 소개해주고 나의 성장을 도와주었던 설희 님과 다양한 스승과 지인을 연결해준 조현미 선생이 있어서 배움이 이어졌다. 두 분 외에도 주변에 많은 인연이 나의 성장에 도움을 주었다. 모두 나열할 수 없을 정도이다. 이런 인연과 배움의 경험이 쌓여서 '불평 대신에 현재 충실하면 반드시 미래는 좋은 것으로 답한다'는 믿음이 생겼다. 모든 일은 우연이 아니고 내가 좋은 뜻으로 최선을 다하면 언젠가는 이루어진다. 이 마음이 암 환자에게도 전해지면 좋겠다. 전해지는 것으로 그치지 않고 각자 자신의 몸을 재건하는 '집 짓기'를 이룬다면 더 바랄 것이 없다. 평생을 암 환자와 함께했다. 이제 공식적인 은퇴를 하지만 여생도 암 환자들이 다시 짓는 집을 도우며 함께할 것이다.

2022년 가을 아주대학교병원에서
전미선

차례

프롤로그 – 통합의학, 환자 중심 배움의 여정　　　　　　004

PART 1
암을 안다

암 대응의 변화	022
삶과 건강을 변화시키는 여섯 가지 통합치료법	025
노화 관리를 위한 네 가지 방법	028
웰니스센터의 여섯 가지 건강관리 시스템	032
암 예방 수칙	035

PART 2
앎을 실천하다

적정 체중을 유지한다	045
신체 활동을 꾸준히 한다	049
건강한 식단을 챙긴다	058
충분히 잔다	074
스트레스의 원인을 알고 대처한다	082
좋은 관계를 맺는다	094

| 건강한 환경을 유지한다 | 099 |
| 당면한 문제를 해결한다 | 104 |

PART 3

실천을 지속하다

몸은 노화, 마음은 성장	114
선배에게 배우는 지혜	122
・두 번째 삶의 행운과 기회	124
・남겨진 가족, 생각의 변화	130
・감사로 바뀐 일상	133
・명상, 지금에 충실합니다	137
・취미생활의 힘	140
・고맙습니다, 사랑합니다	143
・받아들이고 오롯이 나와 마주하기	147
못다 한 이야기	157
・전이, 재발된 환자들에게	158
・환자 가족들에게	162
・후배 의료진에게	165
・사별하는 방법	170

에필로그 – 마음의 전원생활	176
함께 한 지인들의 말	178
+ 부록	

PART 1

암을 안다

별안간 태풍이 들이닥친다. 이 재난의 이유를 따질 여유는 없다. 역대급 태풍으로 인해 창문이 깨지고 빗물이 새어 들고 심지어 지붕이 날아간다. 우선 급한 대로 빗물과 바람을 막고, 버티고 견뎌야 한다. 시간이 흘러도 태풍이 지나간 흔적은 남아 태풍을 원망하는 마음이 든다. 내가 무슨 잘못을 하였기에, 왜 이웃집은 멀쩡한데 우리 집만 망가졌느냐고 푸념하게 된다. 그래도 지나간 태풍에게서 답을 찾을 수 없을뿐더러, 남은 폐허만이 이렇게 외친다. 이제 어떻게 할 것이냐고.

선택해야 한다. 어떤 사람은 피해가 크지도 않고 태풍이 다시 안 올 수도 있으니 창문만 고치고 그냥 이대로 살자고 한다. 반면 언제 태풍이 다시 올지 모르나 이번에는 제대로 집을 지어보자고 말하는 사람도 있다. 태풍을 피할 수는 없지만 대비는 해야 되지 않느냐고 말이다. 이 글을 읽는 당신은 어떤 사람인가?

암은 태풍처럼 찾아온다. 작은 저기압이 바다의 수분을

빨아들여 거대한 회오리가 된다. 왜 하필 자신에게 암이 생겼느냐고 원망할 수 있다. 그러나 더 중요한 것은 직면해야 할 사실이 있다는 것이다. '암이 왔다'는 사실. 재난을 정신없이 통과하고 나서야 피해의 흔적이 확인되듯이 암 투병 이후 남겨진 상처는 수술과 치료 후에나 보인다. 우리는 선택해야 한다. 이대로 살 것인가? 아니면 달라질 것인가?

지금까지 잘못 살아서 암에 걸린 것만은 아니기 때문에 꼭 삶의 방식을 바꿔야 할 필요는 없다. 이전처럼 살아도 된다. 그러나 비 온 후에 땅이 굳어질 계기를 맞듯 암 경험을 그냥 흘려버리지 않으면 좋겠다. 잘못 살아서 다르게 살자는 게 아니라 더 잘 살기 위해 달라진다고 생각하면 어떨까? 신께서 보시기에 사람의 어리석은 행동이 어디 한둘이겠는가? 그중에서도 가장 어리석은 일이 돈을 벌기 위해 건강을 해치는 행동이라고 한다. 더 이해 못 할 행동은 그렇게 건강을 잃고서 번 돈으로 다시 건강을 위해 돈을 쓰는 것이라고 한다. 그나마 번 돈을 쓰지도 못하고 가는 사람은 말할 것도 없다. 건강과 생명을 잃는 것은 모든 것을 잃는 것이다. 누구에게나 가장 중요한 것은 자신의 건강이다.

우리의 생활에는 균형이 있어야 한다. 하나만 잘해서는 안 된다. 일과 여가, 가족과 개인, 건강과 관계 모두에 균형이 있어야 한다. 지금까지의 맹목적 달음질을 멈추고 무엇을 잃었는지, 무엇에 더 집중해야 하는지, 생각할 시간을 가져보자.

암을 이겨내면 더 이상 재발은 없는 걸까? 그렇다고 말하기는 힘들다. 몸을 돌보는 것이 우리 몫이고 발병은 다른 문제이다. 우리는 그저 건강을 되찾고 자신의 행복한 삶을 복원해야 한다. 다시 올지 모를 병을 두려워하지 않고, 암이 남긴 상처에 매몰되지 않으며, 지금-여기를 살아야 하는 것이다. 행복은 무병무탈한 삶에서만 오는 것이 아니라 현재를 즐기는 데서 온다. 더하여 사랑하는 사람들과 함께하는 삶이라면, 나의 본 모습으로 솔직하게 살아간다면, 그것이야말로 천상병 시인의 「소풍」 같은 삶이 아니겠는가.

암 대응의
변화

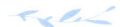

시대가 변하면 암을 대처하는 방법도 변한다. 1970년대 말부터 암 치료에 있어 집중하는 대응 지점이 달라졌다. 단순히 암 세포의 제거만을 목표로 할 게 아니라 암 환자의 신체 기능 보존을 중시하게 된 것이다. 예를 들면, 이전에는 다리 절단술을 시행하던 육종 환자에게 일부 절제와 방사선 치료를 선택하도록 해 의족 대신에 자신의 다리로 보행할 수 있게 하는 방식이다. 후두암 환자에게 수술적 절제 대신에 방사선 치료로 목소리를 보존하는 것도 같은 이유이다.

1990년도에 들어서는 암 환자들의 삶의 질에도 관심을 가지게 되었고, 2000년대에는 암의 진단부터 치료까지의 과정 외에도 암 치료로 인한 부작용을 극복하고 일상에 안정적으로 복귀하도록 돕는 암 생존자 관리가 강조되었다. 우리나라도 늦게나마 국가 차원에서 암 생존자를 위한 통합지지서비스 체계 구축의 필요성이 대두되었다. 환자에게 무엇이 필요한지를 통합적으로 파악하고 정보 제공과 관련 서비스를 제공하는 '암 생존자 통합지지' 사업이 2017년부터 시작되었다.

정리하면, 과거의 암 대응이 치료에 집중했다면 지금은 암 환자의 삶의 질 그리고 일상으로의 복귀를 위한 통합적인 관리의 필요성을 강조한다. 그동안의 암 치료 기술의 발전과 생활 수준 향상의 결과로 암 환자의 생존율이 높아졌고, 재발과 전이 후에도 오랜 기간 문제없이 일상생활을 유지할 수 있는 시대가 되었기 때문이다. 한편, 지금은 정보가 부족해서 문제가 되지는 않는다. 오히려 정보가 과도하게 많으며 그중 부정확한 속설이 넘쳐난다는 게 더 큰 문제다. 서점에 암 관련 책들이 이미 많고 인터넷에는 더욱 무한한 정보가 올라와 있다. 그런데도 책을 더하는 이유는 검증된 정보를 쉽게 전달하고 환자와 보호자의 생활 속 실천을 돕기 위해서다. 정확한 정보와 꾸준한 실천은 다시 설계하는 균형 있는 삶의 중요한 두 기둥이다.

먼저 엠디 앤더슨MD Anderson 암센터의 로렌조 코헨Dr. Lorenzo Cohen 박사의 '삶과 건강을 변화시키는 여섯 가지 통합 치료법', 노화 연구, 네이딘 해리스Dr. Nadine Harris 박사가 설립한 웰리스 센터의 운영 시스템, 한국과 미국의 암 예방 수칙에서 실천을 위한 정보를 얻어보자.

삶과 건강을 변화시키는
여섯 가지 통합 치료법

그렇다면 이렇게 방대한 정보의 바다에서 암 환자와 보호자는 무엇부터 시작하면 좋을까? 엠디 앤더슨 암센터의 로렌조 코헨이 최근 선보인 책에서 힌트를 얻을 수 있다. 저자는 암 생존자 관리의 오랜 경험과 지식을 정리하여 『암을 극복하는 항암생활 Anticancer Living』을 발간했다. 부제인 '6가지 통합치료로 당신의 삶과 건강을 변화시키기'에서 알 수 있듯이 암 생존자들의 구체적인 사례와 암 진단 후 도움이 되는 생활 방법의 개선에 대해 소개한다. 책은 6개월 시한부 진단을 받은 뇌종양 환자부터 림프종 환자까지 다양한 암 환자의 완치 사례를 보여준다. 더하여 완치된 암 환자가 다른 암 환자를 돌보는 모습까지 전하며, 치료에만 의존하지 않고 건강한 몸과 마음을 만들어서 치료에 견딜 수 있게, 재발은 적게, 회복은 더 빠르게 하는 방법을 제시한다.

나 역시 40년 가까이 암 환자를 치료하면서 기적을 만든 환자들을 제법 만났다. 폐 전이로 이제는 더 이상 쓸 약이 없었던 유방암 환자가 완치되어 10년째 일상생활을 무리 없이 하고 있다. 암이 피부로 전이되어 길어야 2개월을 예상했던 자궁내막암 환자가 2년 이상을 더 살기도 했다. 최근에도 유사한 사례가 있었다. 뼈와 뇌수막, 척수까지 전이된 유방암 환자의 경우, 교과서대로라면 길어야 5~6개월의 생존만이 예상되었는데 이미 1년 반 넘게 살고 있다. 더욱이 8킬로그램 정도 체중이 증가했고 걸을 수 있을 정도로 회복되어 지금은 가족과 생활한다.

두번째 뇌 전이로 치료받은 환자의 사례도 있다. 환자는 뇌 전이로 치료받고 있는 지금이 자기 삶에서 가장 행복한 순간이라고 말한다. 불필요한 가족 걱정, 집착을 버리고 사랑하는 마음만으로 매일을 살고 있기 때문이라고 말이다. 오랜 임상 경험으로 내가 알게 된 것은 환자의 마음가짐이 매우 중요하다는 것이다. 앞에서 언급한 사례의 공통점은 긍정적으로 살고자 하는 마음가짐, 구체적 삶의 목표, 강한 의지, 주변에서 도움을 주는 가족과 지인이 있었다는 점이다. 로렌조 코헨이 말하는 여섯 가지 생활 방식도 다르지 않다. 우리가 얻어야 하는 정보와 살아가면서 잊지 말아야 하는 우선순위를 알려준다.

삶과 건강을 변화시키는 여섯 가지 통합 치료법

① 사회적 지지
② 스트레스 관리
③ 휴식을 위한 수면
④ 신체 활동
⑤ 약이 되는 음식
⑥ 항암 환경 조성

노화 관리를 위한
네 가지 방법

암 환자의 건강을 위한 생활 방식의 힌트는 노화를 늦추거나 도리어 젊게 되돌리는 것을 목표로 하는 최근의 노화 연구에서 찾을 수 있다. 『노화의 종말 Lifespan Why We Age: And Why We Don't Have to』 저자 싱클레어 박사 Dr. David Sinclair 는 장수 분야 세계 최고 권위자로서 우리 몸의 노화를 삶의 필연적 과정이 아닌 '질병'이라고 바라본다. 그렇기 때문에 몸을 조화롭게 유지하면 노화가 더디게 진행되거나 심지어 젊음을 되돌릴 수도 있다고 말한다.

싱클레어 박사는 노화를 유전자가 정상적 정보를 잃는 과정으로 설명한다. 예를 들어 장수 유전자의 하나인 '서투인'이라는 단백질은 만성 질환이나 암을 포함하는 노화와 관련된 질병 등에 의해 스트레스를 받을 때 몸을 지키기 위해 번식 대신 정상 세포에서 떨어져 나가기를 선택한다. 이로써 과잉 염증 반응을 억제할 수는 있지만, 그때 정상 세포는 서투인이 떠난 상태라서 정상적 번식을 쉽게 되고, 그로 인해 노화가 일어난다. 실험용 생쥐에게 서투인을 활성화하자 DNA 수선이 더 잘되고 기억력과 운동 능력이 좋아지며 살도 찌지 않는 것으로 확인되었다.

그는 세포를 손상시키지 않으면서 이러한 장수 유전자들을 활발하게 유지할 수 있는 비결이 있다고 말한다. 이 방법은 암 관리와 유사하다. 대표적으로 건강 유지를 위한 운동, 간헐적 단식, 저단백질 식단, 고온과 저온 노출과 같은 약한 스트레스를 꼽을 수 있다. 이런 약한 스트레스를 받았을 때 세포가 반응하여 활성화되는 현상을 '호르메시스'라고 하는데, 이는 모든 생물에게 유익하다. 구체적 실천법은 다음과 같다.

첫째, 음식을 적게 먹는 것이다. 15~30% 정도를 필요한 양보다 빼서 먹자는 말이어서, 한달에 5일간 아주 적게 먹는 것, 혹은 저녁 식사부터 아침 식사까지 공복시간을 길게 유지하는 간헐적 다이어트 등도 방법이다. 육류를 적게 먹는 것도 중요하다. 그는 식물성 단백질만으로도 우리 건강이 충분히 유지된다고 강조한다. 다만 채식 위주의 식사를 하면 쉽게 허기를 느껴서 탄수화물 등 기타 간식을 섭취하기 때문에 체중 조절에는 도움이 되지 않는다. 열량 제한이 성공하려면 허기를 느껴야 한다고 강조하고 있다. 체중 조절을 위해서는 배고플 때 먹는 것을 권고한다. 실험에서는 단백질 성분인 메티오닌 성분을 제한했을 때 실험 대상이 더 오래 살고 활력이 좋아진다는 것을 확인했다. 메티오닌 성분이 많은 음식으로는 소고기, 양고기, 닭고기, 돼지고기, 달걀이 대표적이다. 가끔 환자가 근육을 만들기 위한 단백질 보충제 섭취 여부를 묻는 경우가 있는데 여기에 들어 있는 '류신'이라는 성분이 장수 회로에 문제를 일으켜 노화 관리에 도움이 되지 않는다고 말한다.

둘째, 운동이다. 하루에 땀을 흘릴 정도의 적절한 강도로 10분만 뛰어도 장수 유전자가 활성화된다. 싱클레어 박사는 운동을 몸에 스트레스를 주는 활동으로 정의한다. 특히 강도 높은 운동을 하다가 약한 운동으로 전환하는 '고강도 인터벌 운동HITT: high intensity interval training'이 건강을 개선하는 유전자들을 가장 많이 활성화한다고 말한다.

셋째, 몸을 차갑게 하는 것이다. 겨울에도 외출이 필요한 이유다. 몸을 차게 하면 갈색 지방과 미토콘트리아가 활성화된다. 한편 일시적으로 피부를 고열에 노출시켜도 같은 효과를 볼 수 있다. 핀란드인이 주기적으로 사우나를 한 경우에 더 장수한다는 보고에서도 유추할 수 있다. 이는 약한 스트레스를 받는 식물에서도 확인되어, 열과 추위에 모두 노출된 양배추에서 더 많은 장수 물질이 생성된다고 알려져 있다.

넷째, 건강한 환경을 유지하여 DNA의 과한 손상을 일으키는 요인을 줄인다. 금연하며 화학 물질을 덜 쓰고 초가공 식품을 덜 먹는 것이 대표적 실천법이다.

노화 관리를 위한 네 가지 실생활 실천 방안

① 음식과 육식을 줄여라.
② 운동을 한다.
③ 몸을 차갑게 한다.
④ 후생유전적 경관을 흔들지 마라.

웰니스센터의 여섯 가지 건강 관리 시스템

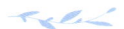

『불행은 어떻게 질병으로 이어지는가? The Deepest Well』에서 저자 네이딘 해리스는 불행과 질병의 인과 관계를 역설한다. 우리는 살면서 수많은 경험을 한다. 이는 뇌에 저장되지만 모든 것이 기억되는 것은 아니고 일부는 사라진다. 해리스는 기억하지 못해도 몸은 그 당시의 반응했던 방식을 기억한다고 말한다. 어려서 겪었던 아픈 경험이 질병으로 연결된다는 것이다. 그는 이러한 문제 인식에서 새로운 치유 방법을 제시하고 실질적으로 개인의 특성에 맞게 도움을 주는 웰니스센터 Wellness center를 설립한다.

저자의 문제의식은 의대를 졸업하고 소아과 전문의 시절에 생겼다. 그녀는 자신이 일하는 동네의 아이들이 유독 아프고 키가 작은지에 대한 의문이 생겼다. 문제의 답은 환경에 있었다. 이들의 질병이나 왜소함은 유전적인 것이 아니라 환경적 요소가 크게 작용했던 것이다. 미국에서는 이와 유사한 문제의식으로 시작된 ACE Adverse Childhood

Experience 프로젝트가 있었다. 설문조사 결과 소아 청소년의 약 3분의 2가 성폭력, 구타, 이혼, 마약, 음주 등의 다양한 시련을 겪고 있었다. 이 프로젝트는 이런 환경에 처했던 어린아이와 청소년이 어른이 되고 나면 다른 집단에 비하여 만성 질환을 앓을 확률이 높다는 사실을 밝혀냈다.

해리스는 불행과 질병의 인과를 밝히는 것에서 그치지 않고 이러한 요소를 소아과 외래에서 쉽고 빠르게 파악할 수 있는 시스템을 마련했다. 웰니스 센터는 이러한 시스템으로 운영되는 곳이다. 그녀는 건강한 식단, 좋은 관계, 명상, 신체 활동, 잠, 환경 개선이라는 여섯 가지 요소를 강조한다. 이 밖에도 어려서 경험한 시련으로 인한 상처에서 회복할 수 있는 다양한 방법을 실행하도록 제안한다.

해리스의 이러한 통찰은 암 생존자에게도 유효하다. 우리가 암이라는 시련 후에 더 나은 삶을 살기 위해서 무엇에 집중해야 하는지를 알려준다. 면역력을 올리기 위해 몸에 좋다는 음식을 찾는 것만이 능사가 아니다. 몸과 마음 모두를 건강하게 관리하기 위한 노력이 중요하다. 하지만 혼자서는 어렵기 때문에 누군가 옆에서 이런 과정을 돕고 지원해주어야 한다. 어린 시절의 아픈 경험이 질병과 깊은 관계가 있는 것처럼, 지금의 생활 방식이 미래의 질병에도 영향을 준다. 해로운 스트레스가 많은 환경 속에서 현재를 보내면 이후에 우리의 유전자 발현에 영향을 준다는 후생유전학의 메시지를 되새겨보아야 할 때다.

환경을 바꾸기가 어려워서 나쁜 환경에 지속적으로 노출된다고 해도 해결 방법이 전혀 없는 것은 아니다. 다양한 연구에서 비약물 중재 방법으로 긍정적인 변화가 유도될 수 있음을 보여준다. 불면증이 있는 유방암 환자들을 대상으로 실시한 태극권이 좋은 예이다. 태극권 실시 후 불면증이 줄어들어 수면의 질이 높아졌고, 몸속의 염증 관련 유전자 발현이 감소되는 것으로 보고되었다. 그리고 브로콜리순 30그램을 매일 먹은 비만 집단에서 70일 이내에 염증 수치가 감소한 결과를 통해 올바른 식단 또한 얼마나 중요한지를 알 수 있다.

웰니스센터의 여섯 가지 건강 시스템

① 건강한 식단　　④ 신체 활동
② 좋은 관계　　　⑤ 수면
③ 명상　　　　　⑥ 환경 개선

암
예방 수칙

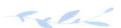

'예방이 최고의 치료'라는 말이 있다. 질병을 치료하는 것보다 아예 아프지 않는 것이 더욱 중요하다는 뜻이다. 물론 모든 질병을 완벽하게 예방하지는 못한다. 태풍에 최대한 대비하지만, 태풍 자체를 피할 수는 없는 것처럼 말이다. 그래도 우리가 할 수 있는 최선은 다해야 한다. 암도 예방이 중요하기 때문에 우리나라도 암 예방 수칙을 만들어서 전 국민을 대상으로 적극적으로 알리고 있다. 단순한 것 같지만 오랜 임상 경험과 연구의 결과물로서 암 생존자의 생활 관리에 매우 중요한 원칙을 담고 있다.

우리나라의 암 예방 수칙

① 담배를 피우지 말고, 남이 피우는 담배 연기도 피하기
② 채소와 과일을 충분하게 먹고, 다채로운 식단으로 균형 잡힌 식사하기
③ 음식을 짜지 않게 먹고, 탄 음식을 먹지 않기

④ 암 예방을 위하여 하루 한두 잔의 소량 음주도 피하기
⑤ 주 5회, 하루 30분 이상, 땀이 날 정도로 걷거나 운동하기
⑥ 자신의 체격에 맞는 건강 체중 유지하기
⑦ 예방접종 지침에 따라 B형 간염과 자궁경부암 예방접종 받기
⑧ 성 매개 감염병에 걸리지 않도록 안전한 성생활하기
⑨ 발암성 물질에 노출되지 않도록 작업장에서 안전 보건 수칙 지키기
⑩ 암 조기 검진 지침에 따라 검진을 빠짐없이 받기

미국의 암 예방 수칙

① 건강 체중 유지
② 신체 활동 유지(적어도 일주일에 150분의 중강도 활동 또는 고강도 활동을 75분 이상, 체중 감소를 위해서는 매일 45~60분의 중강도 활동이 필요)
③ 통곡물, 채소, 과일 및 콩류가 풍부한 음식 섭취
④ 지방, 녹말, 설탕 함량이 높은 '패스트 푸드' 및 가공식품 섭취 제한
⑤ 붉은 고기 섭취를 줄이고 특히 가공 육류를 피하기

⑥ 단 음료(설탕, 시럽이 들어간 음료) 섭취 제한
⑦ 알코올 섭취 제한
⑧ 암 예방을 위한 보조 식품 권장하지 않음
⑨ 가능한 모유 수유 권장
⑩ 암 생존자도 위의 예방 수칙을 따를 것

PART 2

앎을
실천하다

우리가 알아야 할 것은 유치원에서 이미 다 배웠다는 말이 있다. 실제로 그렇다기보다는 실천이 그만큼 중요하다는 말이다. 신호등 신호를 지켜야 한다고 배웠더라도 실천하지 않으면 소용이 없다. 우리는 보통 무엇을 해야 하는지 모르지 않는다. 다만 아는 것을 실천하지 않을 뿐이다. 어디 교통 신호만 그렇겠는가? 오히려 우리는 이미 너무 많은 것을 알고 있는지도 모른다. 이전과는 비교하지 못할 정도로 정보가 넘치는 시대다. 결국 알고 있는 정보의 양보다 내가 얼마나 실천했느냐가 중요한 시대이다.

암 환자는 더욱 정보에 민감하기 마련이다. 암을 진단받으면 그때부터 끝없는 정보의 바다에 빠져들게 된다. 생사를 위협하는 과제이기에 당연한 일이다. 문제는 과도한 정보의 양과 확인되지 않는 정보의 질에 있다. 너무 배고프면 음식을 가리지 않고 배를 채우기에 급급하듯이 많은 사람이 암 정보도 그렇게 습득하곤 한다. 암과 관련된 세상의 모든 정보를 모을 것처럼 말이다. 하지만 모르는 게 약이란 옛말이 있다. 과도한 정보화 시대에 가장 적절한 말이기도 하다. 몰라도 될 것까지 알 필요는 없고 알았으면 실천해야 한다. 실천하는 것만이 진짜 아는 것이다.

그렇다면 어떻게 실천해야 할까? 율곡 이이는 『성학집요聖學輯要』에서 우리에게 문제의 실마리를 제공한다. 율곡 이이는 그렇게도 사람들이 『사서삼경四書三經』을 외우면서도 실천이 없는 것을 비판하며 그것은 지식의 부족이 아니라 정성과 요점이 없기 때문이라고 말한다. 매일같이 정보가 몰아치는 시대에 사는 우리에게 율곡 이이의 통찰이 날카롭게 와닿는다. 정보의 부족이 문제가 아니라 실천이 문제다. 왜 실천하지 못하느냐면 핵심을 깨닫지 못했기 때문이다. 정보의 핵심을 찾아서 내 것으로 만들어야 실천할 수 있다.

환자들이 궁금해하는 것을 진료를 통해 정리해주다가 반복되는 내용을 모아서 그룹으로 강의를 했다. 먹거리만이 아닌 여러 가지 생활 습관을 바로잡는 것이 통합적으로 도움된다는 것을 알리기 위해 강의 제목을 '암 환자를 위한 건강한 생활 습관'으로 정하여 지난 10년간 매달 진행했다. 앞서 말한 책 내용에서 보듯이 여러 가지 요소가 다 중요하고 실천하면 삶의 질만이 아닌 생존율 향상에도 도움이 된다는 점을 강조했다. 최근에 영국의 통합의학 대가인 캐서린 졸만Catherine Zollmann은 건강-웰빙 바퀴에 열한 가지 요소를 넣었다. 그 열한 가지에는 신체 건강에 영향을 주는 영양, 신체 활동, 신체 증상, 수면, 마음가짐, 정서, 지역사회, 관계, 환경, 영적 건강, 실질적인 문제 해결이 포함된다.

나는 환자들에게 치료가 끝날 때 다음의 질문을 한다. "이제 아프고 나서 얻은 교훈과 앞으로의 각오는 무엇인가요? 그리고 구체적으로 어떻게 실천할 것인가요?" 나는 환자들이 암을 진단받고 나서 치료 과정에서 얻은 지식을 자신의 것으로 만들고 스스로 개선하도록 도왔다. 그리고 그동안 공부한 내용과 환자들을 상담하면서 얻은 교훈을 여덟 가지로 정리했다. 오랜 경험과 공부로 얻은 결론이다. 읽는 것으로 그치지 말고 실천하면서 몸이 스스로 나아지도록 하면 좋겠다. 몸으로 체험해야 오랫동안 실천할 수 있다. 그래서 책의 제목이 '암, 다시 짓는 집'이다. 소개하는 요소들이 다시 짓는 집의 튼튼한 기둥이 되길 바라는 마음 가득하다.

암 환자의 건강한 삶을 위한 여덟 가지 요소

① 적정 체중을 유지한다.
② 신체 활동을 꾸준히 한다.
③ 건강한 식단을 챙긴다.
④ 충분히 잔다.
⑤ 스트레스의 원인을 알고 대처한다.
⑥ 좋은 관계를 맺는다.
⑦ 건강한 환경을 유지한다.
⑧ 당면한 문제를 해결한다.

적정 체중을 유지한다

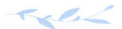

적정 체중을 유지하는 것은 암 발생과 생존율에 영향을 미친다. 먼저 이것이 다이어트만을 의미하지는 않는다는 사실을 알아야 한다. 체중이 많이 나가더라도 주로 근육량이 많아서 건강한 경우도 있고, 반대로 체중은 적게 나가지만 복부에 지방이 많은 마른 비만도 있기 때문이다. 다만 이러한 사례가 소수이기는 하여서 체중 유지를 다이어트로 생각하는 경향이 있는 것이다. 비만은 지금까지 밝혀진 것만으로도 13종의 암 발생률을 높이는 것으로 확인되었다. 비만이 있는 경우 만성염증을 앓을 가능성이 높고, 지방 세포 내의 여성 호르몬 과다와 인슐린 저항성이 높아지며, 호르몬의 교란과 면역력 감소, 산화 스트레스 증가 등을 겪기도 한다.

비만은 암 발생률만이 아니라 암 환자의 생존율에도 영향을 미친다. 체중 감소를 자주 겪게 되는 폐암 환자에게서도 비만인 경우에 재발률이 높다고 보고되었다. 그래서 주치의가 외래에서 '살찌지 마세요'라고 비만에 대한 경각심을 심어주는 것이다. 바쁜 외래에서는 충분히 설명할 시간이 없다 보니 '살찌지 마세요'라고 말하는데 환자들은 이를 너무 심각하게 받아들여 이미 적정 체중인데도 불구하고 1~2킬로그램의 작은 변화에 민감하게 반응하기도 한다. 심하면 과한 체중 감소 노력으로 저체중이 되는 경우도 생긴다.

내가 외래 현장에서 환자들에게 사용을 권하는 모바일 앱이 있다. 체질량지수 BMI: body mass index를 보여주는 앱으로 현재의 체중 상태를 알려준다. 요즘 병원을 비롯해 사우나에서까지도 흔히 접하는 기기를 사용하여 체질량지수 외에 근육량을 함께 확인하는 방법도 권장한다. 중요한 것은 자신의 적정 체중을 임의적 판단으로 설정하지 말고 체지방과 근육량을 고려한 객관적 적정 체중을 파악하는 것이다.

치료를 시작하면서 본인의 체중, 체지방, 근육량을 알아두면 좋겠다. 실제로 항암 치료는 몸의 표면 면적 키와 체중으로 환산에 준해서 투여된다. 키도 크고 체중이 꽤 나가는 환자지만 운동을 열심히 해서 근육이 많고 정서적으로 자신감이 넘치는 환자가 있는 반면, 오랜 기간 우울감이 있었고 운동을 전혀 하지 않았던 환자도 있다. 이들이 서로 다른 항암 부작용 정도를 보이는 것은 당연하다.

한편, 경험한 환자들은 바로 고개를 끄덕이겠지만 항암 이후 부작용으로 인해 아주 적게 먹어도 도리어 몸이 부어서 체중이 심하게 느는 경우가 있다. 이런 경우는 치료 종료 후 2~3개월이 지나면서 기력 회복과 함께 체중이 서서히 줄기 시작한다. 따라서 치료 중에는 체중의 과한 증가에 대해 이유를 안다면 두려움을 줄일 수 있다.

이미 과체중, 비만인 경우 신체 활동 정도와 식습관을 가장 먼저 파악하고 수면의 질과 스트레스 여부를 확인해야 한다. 운동량을 늘리고 과식, 폭식을 줄이며 야식을 피하면 일단 체중이 줄기 시작한다. 입맛이 좋아지고 덜 움직이면 체중이 증가한다는 사실을 대부분의 환자들이 잘 알고 있다. 가끔 '나는 덜 먹는데 살찐다'고 하는 경우 매 끼니마다 먹는 양을 사진으로 찍어 며칠간의 식사 사진을 나에게 보내도록 한다. 자신이 먹는 것을 눈으로 확인하게 하고 영양팀과 공유해서 상담을 받게 하기도 한다. 다수의 환자에게서 사진 찍는 활동만으로도 2킬로그램 정도 체중이 감량되는 것을 확인했다. 간식으로 단것을 줄이고 갈증이 날 때는 탄산음료 대신 물을 마시며 외식 때 당이 첨가된 후식을 먹지 않는 것도 적정 체중 유지에 큰 도움이 된다.

참고 - 비만 기준

비만이란?

체지방의 과도한 축적으로 인하여 대사적인 변화를 일으킨 상태

비만기준?

① 우리나라 비만 기준(대한비만학회): 체질량(Body Mass Index) 지수 25kg/㎡ 이상 (허리 둘레 기준 남자 90cm, 여자 85cm 이상)
② 미국 비만 기준: 체질량 지수 30kg/㎡ 이상 (25 이상 30 미만: 과체중)
③ 일본 비만 기준: 25kg/㎡ 이상 (허리 둘레 기준 여자 90cm, 남자 85cm 이상)
④ 앞서 설명한 비만(체질량지수 30 이상)과 암 발생률 및 생존율과의 관계는 외국 데이터를 기반.

신체 활동을
꾸준히 한다

신체 활동의 효과는 굳이 언급하지 않아도 될 정도로 잘 알려져 있다. 대표적인 효과만 꼽아도 일곱 가지가 된다. 첫째, 정신 건강이 좋아진다. 둘째, 심혈관계가 건강해진다. 셋째, 근육량과 기초대사량이 증가한다. 넷째, 인지 기능이 향상된다. 다섯째, 수면의 질과 양이 향상된다. 여섯째, 만성 질환이 감소한다. 일곱째, 암 재발 감소와 예방 효과가 있다. 신체 활동은 거의 모든 영역에 영향을 미침을 알 수 있다.

신체 활동에 관해 말하면서 우리가 놓치지 말아야 할 것이 있다. 신체 활동이 무엇인지를 정의하는 일이다. 우리는 신체 활동이라 하면 돈과 시간을 투자해야 하는 운동을 생각한다. 물론 운동은 중요한 신체 활동이지만 운동만 있는 것은 아니다. 예를 들어 공사장에서 하루 8시간 일한 노동자를 생각해보자. 운동만 신체 활동이라면 하루의 노동을 마치고 저녁에 시간을 내서 운동을 해야 한다. 이것은 일하면서 움직인 것은 노동이고 신체 활동이 아니라는 오해에서 나온 생각이다. 심지어 충분한 신체 활동을 하고 있으면서도 운동할 시간이 없다고 안타까워하는 환자도 있다.

하버드대 심리학과의 알리아 크럼 Alia Crum 교수는 신체 활동과 관련한 중요한 시사점을 알려주는 실험을 했다. 호텔에서 일하는 84명의 직원을 두 그룹으로 나누어 실험군에는 그들이 하는 일의 운동 효과를 알려주었고 대조군에는 설명 없이 진행했다. 한 달 후 건강검진을 실시했는데 실험군과 대조군에서 분명한 차이가 나타났다. 실험군에서는 체중, 혈압, 체질량지수가 좋아진 결과를 얻었으나 대조군에서는 변화가 없었다. 연구는 같은 신체 활동을 해도 마음먹기에 따라서 다른 효과가 나타난다는 사실을 알려준다. 운동을 특별한 것으로 생각하지 않고도 일과 일상생활로 충분한 효과를 얻을 수 있다는 말이다. 연구 제목 '마음먹기, 운동과 위약 효과 Mind-Set Matters: Exercise and the Placebo Effect' 자체가 강조하듯 우리의 마음먹기는 중요하다.

많은 연구에서 신체 활동이 많을수록 다양한 종류의 암을 예방하고 재발을 방지하는 데 효과가 있다는 사실이 확인되었다. 치료 중에도 무리하지 않는 신체활동은 치료를 돕고 삶의 질을 향상한다. 암 치료로 인한 부작용을 줄이는 것도 중요한 효과다. 특히 항암 치료로 피로도가 심해서 적절한 수면을 이루지 못할 때 햇볕을 쬐고 걷는 것만으로도 수면이 개선된다. 하지만 무슨 일이든지 적당한 것이 좋은 것처럼 신체 활동도 과하면 오히려 피로가 수면을 방해하기도 한다. 특히 밤늦게 하는 운동은 뇌를 깨워서 수면에 좋지 않을 수 있다. 한편 최신 연구에 의하면 근력 운동을 하는 것이 유산소 운동만 하거나 운동을 아예 안 하는 경우보다 수면 개선 효과가 더 크다는 것이 확인되었다.

운동 전문가들은 가장 피해야 할 생활 습관으로 장시간 앉아 있는 것을 공통적으로 지적한다. 한 연구에 따르면 하루에 8시간 정도 앉아서 일하는 경우에는 하루 약 1.5시간의 운동을 해야 활동적인 일반인들의 평균 사망률과 비슷해진다고 한다. 종일 부지런히 움직이는 사람과 특정 시간 운동을 하고 나머지는 눕거나 앉아 있는 사람을 비교하여 전자의 경우가 더 건강할 수 있음을 보여준 연구도 있다.

매일 1시간씩 걷는데도 몸이 붓는 환자를 최근에 만난 적이 있었다. 몸이 붓는 것은 아직 체력이 그만큼의 운동을 견딜 정도로 회복되지 않았다는 신호다. 그러면 몸에 맞게 운동량을 조절해야 한다. 이 환자의 경우에는 주 3회로 걷기 운동을 줄였고 걷는 시간도 하루에 1시간 대신 30~40분씩으로 정하되 1일 2회씩 하도록 조치했다. 우리가 잘 모르는 사실이 있는데 운동은 나눠서 해도 효과가 있다는 것이다. 무조건 땀날 정도로 힘들게 해야 효과가 있다고 생각하는 경향이 있다. 우선은 자신의 체력을 그만한 운동을 할 정도로 만들고 강도를 천천히 높이는 것이 좋다.

최근 연구에 따르면 걷기는 강도보다 양이 중요하다고 한다. 하버드대 연구팀은 노인과 젊은 나이의 집단에서 걷기 양과 속도에 따른 조기 사망률을 살펴보았다. 한때 만보기가 유행했던 시절이 있었다. 만보기는 일본의 만보기 제작자가 붙인 이름이고, 이후 객관적 근거 없이 그저 만보를 건강의 상징처럼 믿었다. 실제 연구에서는 고령인 경우는 4천5백 보 정도, 중년의 경우는 7천5백 보 정도의 걷기로도 사망률이 낮아진다는 것이 확인되었다. 또한 걷기 속도는 양에 비하면 그다지 중요하지 않다는 결과를 확인한 것도 중요하다. 물론 운동을 아예 안 하는 것보다는 몰아서라도 하는 게 낫다고 말할 수도 있지만, 부득이한 경우가 아니라면 꾸준히 실행하면 좋겠다.

운동과 관련해서 자주 듣는 질문이 적정한 운동 강도이다. 땀이 나도록 운동을 해야 하는지, 어느 정도의 강도로 운동을 해야 하는지, 사람마다 상황이 다르기 때문에 일률적인 답을 제시하기 어렵다. 앞서 언급한 『노화의 종말』을 인용해서 말하면 건강을 위해서는 몸에 약간의 스트레스를 주는 정도로 걸어서 심박동이 평소보다 약간 빠르게 뛰는 정도, 약간의 두근거림이 있을 정도면 충분하다고 말할 수 있다. 무엇보다 자신에게 맞는 운동 방법과 강도를 찾는 것이 중요하다. 운동을 암 진단 전에도 안 했고 항암 때도 힘들어서 하지 못한 경우는 10분 내지 15분씩 하루에 2~3회 운동하는 것을 권고한다. 그리고 2~3주마다 걷는 시간을 늘리면 된다. 어차피 운동은 평생 해야 한다. 서두르지 말고 꾸준히 하는 것이 중요하다. 이후에 피로도와 신체의 통증을 고려하여 강도와 시간을 서서히 높이기 시작하면 된다.

처음에는 산책처럼 천천히 걷기와 약간 빠르게 걷기를 시간 간격을 두고 반복하는 것이 좋다. 나는 완경 이후 급격히 체력이 떨어졌다. 처음에는 20~30분 걷기도 힘들었고 얼마 전까지는 40분 정도 걸으면 골반이 아팠다. 그러나 근력 운동을 하고 꾸준히 걸으면서 지금은 1시간 정도도 거뜬히 걷게 되었다. 환자들 스스로가 얼마 정도 걸으면 피로도가 오고 골반이 아픈지 누구보다 잘 알고 있다. 그때 자신의 자세도 살펴보고 아프기 전에 쉬고 다시 반복하는 것을 권고한다.

꾸준히만 하면 체력이 늘어 자연스럽게 운동량을 늘릴 수 있으니 당장의 체력에 실망하지 말고 자신감을 가져야겠다. 너무 과해서 지친다는 느낌이 들지 않을 정도가 좋다. 운동 후 1시간 이내에 개운해지지 않는다면 과한 운동이다. 자주 등산을 즐기던 사람들이 암 치료 후에 3~4시간씩 산을 오르고 나서는 몸이 예전 같지 않다고 아쉬워한다. 운동을 열심히 했던 사람들은 투병 이전의 체력을 생각하지 말고 치료 중에는 일단 보통의 반 정도로 활동을 줄였다가 이후에 천천히 늘려갈 것을 권고한다.

마지막으로 생활 속 실천법을 제안한다. 이번 장에서 운동보다는 신체 활동이란 표현을 쓴 이유를 다시 한번 새기면 좋겠다. 장시간 앉아서 일하고 출퇴근으로 지친 직장인이 운동할 시간을 따로 내는 것은 어려운 일이다. 그러다 보면 운동만이 아니라 간단하게 할 수 있는 신체활동까지 미루게 된다. 평소보다 먼 곳에 주차를 하고 2분 정도 빠르게 걸어보는 것은 어떨까? 버스 한 정거장 미리 내리기, 출퇴근길 걷기, 서서 전화받기, 다른 층으로 화장실 가기처럼 말이다. 더운 여름에는 마트에서 한 번에 물건을 많이 사기보다 조금씩 자주 사는 것을 권한다. 한여름에는 운동하기가 쉽지 않은데 이때 에어컨 시원한 매장을 걷는 것도 좋은 운동 효과를 볼 수 있다.

한편 체중이 늘고 덜 움직이게 되는 시기가 겨울이다. 추워서 몸이 움츠러들고 나가기도 귀찮아진다. 그래서 겨울이 되면 추워서 운동을 중단했다는 사람을 자주 본다. 1~2월에 내원한 환자들 중에는 활동량 감소로 체중이 2~3kg 정도 더 늘어서 오는 분들이 꽤 있다. 추운 겨울에도 활동량을 유지할 수 있는 방법을 찾아보자. 우선 집 안에서 준비운동을 10분 정도라도 하면 몸이 따뜻해진다. 그때 옷을 두툼히 겹쳐 입고 나가면 추위를 덜 느끼는 채로 걷기를 할 수 있다. 추워서, 미세먼지로 운동을 못 한다고 할 때는 계단 걷기를 추천한다. 걷기, 달리기, 등산 중에서 건강 증진에 가장 도움이 되는 운동을 고른다면 등산이 가장 효과적이라고 한다. 달리기의 경우 나이가 들면 무리가 될 수 있고 걷기의 경우에는 주로 하체만을 사용해서 효과가 덜하여, 등산이야말로 하체뿐만 아니라 상체도 쓰게 되는 효율적인 운동이다. 우리나라에는 어디를 가나 산이 있어서 큰 비용을 들이지 않아도 등산을 할 수 있는 것도 장점이다.

켈리 램버트 박사 Dr. Kelly Lambert는 행동으로 약 효과가 있다는 신조어 'Behaviorceutical'을 만들었다. 박사는 쥐들에게 활동을 유도해서 활동량과 건강의 상관관계를 밝히는 실험을 했다. 실험군의 쥐는 땅을 파서 음식을 찾게 하고 대조군의 쥐는 그냥 음식을 먹여주었다. 결과는 활동으로 음식을 얻은 쥐가 대조군의 쥐보다 자궁수축 호르몬인 옥시토신 Oxytocin이 증가하고 우울감이 줄어들며 학습능력이 향상되었다. 시골 쥐와 도시 쥐 실험도 유사한 결과를 보여준다. 활동 반경이 넓어서 운동량이 많은 시골 쥐가 서로 협동하고 뇌도 더욱 발달함을 보였다. 반면 도시 쥐들은 그러한 긍정적 영향을 받지 못했다. 전원에 사는 아이들의 우울감이 적다는 덴마크의 연구도 신체활동의 중요성을 말해준다.

최근에 진료한 암 환자는 겨울이 되면 춥다는 핑계로 나가지 않고 집에만 있게 되면서 더욱 우울하게 되었다고 말했다. 그러나 정신건강 전문가의 도움을 받을 정도는 아니고 본인이 원하지도 않았다. 나이가 들면서 생기는 노인성 우울감인지 스스로 걱정했고, 신체 활동량이 줄면서 사회적으로 더욱 고립되는 경향을 보였다. 자녀를 양육하는 시기에는 바빠서 자신을 돌보지 못하는 게 문제라면 나이가 들어서는 자녀들이 독립한 후에 할 일이 줄어들어 외로움이 커지고 신체 활동이 줄어든다는 문제가 있다. 이 환자도 이런 경우였다. 특히 코로나19로 신체 활동과 대인 교류가 줄어들면서 더욱 문제가 되었다. 우선은 기분 전환을 위해서 좋아하는 전시회에 갈 것을 제안했다. 따로 운동을 하지 않더라도 이렇게 활동하는 게 무엇보다 중요하다. 움직이면 산다.

환자 사례

천천히 바꾸세요

조○○, 53세

초기 유방암으로 수술 후에 방사선 치료를 받았다. 50대에 들어서면서 완경도 진행 중이었다. 원래 운동을 안 좋아해서 지난 10년간 체중이 꾸준히 늘었다고 했다. 식단도 흰쌀 밥만 먹을 정도로 단것을 좋아했다. 물론 암 치료 후에 등산을 시작하면서 운동을 하려고 노력했고 식단도 조금 고쳤다. 하지만 치료 후 3개월이 지났을 때도 여전히 과체중이었고, 다른 이상 증세는 없었는데 기력이 없다고 했다. 어느새 다시 운동을 하지 않게 되었고 식단도 과거로 돌아간 게 원인이었다. 암생존자지지센터에서 운동과 식단의 중요성을 듣고 본인도 이를 인지했지만 습관을 바꾸는 게 몹시 힘들다고 했다.

등산도 높은 산을 고집할 필요가 없다. 낮은 산도 꾸준히 오르면 근력이 생긴다. 이 환자도 딸과 산에 갈 것이라 말했다. 그러면서도 완경도 되고 기력도 없는 것을 걱정했다. 나는 딸과 서로 격려하면서 작은 산을 꾸준히 오를 것을 권했다. 운동은 하루아침에 끝나는 일이 아니다. 평생 함께 할 친구와 같다. 더욱이 습관이 되려면 시간이 필요하다. 조금씩 실천하면서 몸이 좋아지는 경험을 해야 한다. 처음부터 무리하게 도전했다가 오래가지 못하는 경우가 많다.

먹는 것도 마찬가지다. 흰쌀 밥만 먹는 환자가 갑자기 완전히 잡곡으로 식단을 바꾸는 것은 어렵다. 무엇이든지 욕심내지 말고 운동처럼 조금씩 바꾸길 권했다. 이전처럼 흰쌀 밥을 먹되 가끔씩 잡곡을 먹는 것이다. 그러면서 조금씩 잡곡을 늘리는 게 좋다. 현미밥만 먹어서는 소화도 안 되고 밥 먹는 시간이 고통스러워지는 환자도 있었다. 영양에는 좋을지 몰라도 스트레스가 몸을 해칠 수 있다. 처음에는 쌀에 잡곡을 10% 정도만 넣고 차츰 양을 늘리는 방법도 좋다. 그렇게 하다 보면 먹을 만하다고 생각되는 때가 온다고 격려했다. 실천이 중요하지만 욕심으로 무리하면 역효과가 난다. 천천히 바꾸는 지혜가 필요하다.

건강한 식단을
챙긴다

과거에는 암 환자에게 가장 많이 듣는 질문이 "어떤 음식을 먹으면 좋은가"였다. 하지만 지금은 "무엇을 먹으면 안 되느냐"로 달라졌다. 이제는 환자들도 특별한 한 가지 음식으로 몸이 좋아지지 않는다는 것을 알기 때문이다. 좋지 않은 음식을 피하고 골고루 먹는 게 중요하다. 건강한 식단을 요약하면 '자연 재료로 골고루 다양하게 먹어라'이다. 실천이 어렵지만 먹는 것과 관련한 답은 분명하다.

직장에서 달고 짠 음식을 사서 먹거나 끼니를 건너뛰거나 늦은 시간 야식 먹기를 일삼다 보니 실천이 어려운 것이지 정보는 충분하다. 미국에서 지난 수십 년간의 암 예방을 위해 제시한 건강 식단 권고안의 변천을 살펴보면, 처음에는 단순하게 단백질, 탄수화물, 야채를 권했는데 지금은 질 좋은 단백질(기름기 적은 것으로 적게), 질 좋은 탄수화물(통곡류 및 전곡류), 다양한 종류의 채소 먹기를 권장한다.

특히 질 좋은 단백질이 중요하다. 많은 암 환자가 암 진단 후에 채식의 중요성을 듣고 고기 먹기를 피한다. 그래서 어떤 환자에게는 오히려 부족한 단백질 섭취 문제가 발생하기도 한다. 한 환자는 체중 조절을 한다고 한 달 동안 채소만 먹어 체중을 줄였다. 마침 그 당시에 실행한 검사 결과가 있어서 들여다봤다. 심한 빈혈과 혈소판 감소까지 있고 본인이 느끼는 건강함과 달리 수치상으로는 더 나빠졌다는 것을 알 수 있었다. "고기는 암 진단 이후에 잘 안 먹게 돼요. 먹어도 되나요?" 암 환자에게 많이 듣는 질문이다. 지나친 육류 섭취가 암 발생에 영향이 없는 것은 아니지만 모든 육류 섭취가 나쁜 것은 아니다. 소고기, 돼지고기, 양고기와 같은 붉은 고기류와 가공육류의 과다 섭취가 문제다.

고기는 일주일에 어느 정도를 먹으면 좋을까?

관련 자료를 종합하면 일주일에 붉은 고기 300~450그램 이하의 섭취를 권장하고 있다. 고깃집의 메뉴로 생각하면 약 2~3인분의 양이다 물론 다른 종류로 단백질을 충분하게 섭취한다면 꼭 소고기, 돼지고기를 먹어야 하는 것은 아니다. 물론 기름기가 적은 고기가 좋다. 지상파 방송에서도 많이 소개됐지만 굳이 고급 등심이 아닌 낮은 등급의 고기도 잘 숙성시키면 맛있게 고기를 즐길 수 있다. 또한 발암성 물질이 포함된 가공 육류는 최대한 줄이거나 먹지 말아야 한다. 고기 자체의 문제가 아니라 가공하는 과정에서 발암 물질이 포함되기 때문이다.

아프고 나서 고기를 수육으로만 해 먹는다고 하는 분들도 있다. 아프다고 우리가 먹는 식사의 즐거움마저 포기할 수는 없다. 구워 먹을 때도 온도가 낮은 불에서 구울수록 좋고, 채소와 함께 평소보다 적은 양을 쌈으로 먹기를 권장한다. 식구와 즐겁게 먹는 즐거움을 잃지 않으면서 채소를 더 많이 곁들이고 자기가 먹을 고기는 조금 잘게 잘라서 쌈 채소를 여러 장 놓고 먹으면 어떨까? 우리 몸은 몸무게 1킬로그램당 0.8~1그램의 단백질 섭취를 필요로 한다. 특히 아플 때, 그리고 나이가 들수록 몸무게당 먹어야 하는 단백질의 양이 더 늘어야 한다.

다양한 채소를 하루에 5~6분량 섭취하자(여기서 한 분량은 딸기 6~7개 분량이다). 식이섬유를 많이 먹는 것은 건강에 좋아 적극적으로 권할 만하다. 풍부한 식이섬유 섭취는 다양한 장 내 세균을 늘려서 암 발생을 줄이고, 변비를 예방하는 효과도 있다. 한편 스탠포드 대학 저스틴 소넨버그 박사Justin Sonnenburg PhD 팀의 최근 연구를 보면 식이섬유와 함께 챙겨 먹어야 할 것들이 있음을 알게 된다. 고섬유 식단 그룹과 발효음식 식단을 먹게 한, 두 그룹을 10주간 실시한 연구의 결과를 보니 섬유질만을 높인 것으로는 장내균의 변화가 없었다.

오히려 발효음식을 먹은 대조군에서 다양한 장내균이 증가했고 염증 관련 물질이 줄었다. 또한 대장암 발생 감소를 위해서는 식이섬유 식단과 더불어 질 좋은 오메가3가 많은 음식을 같이 먹을 때 효과가 있다는 연구 결과가 있다. 장 내 세균의 다양성을 높이기 위해서는 유산균 보충제를 먹는 방법보다는 식이섬유가 많이 포함된 음식(귀리, 현미 등의 통곡물, 채소 등) 또는 유산균을 함유한 발효음식(김치, 요구르트, 피클 등)을 먹는 것이 더 효과적이다.

이와 같이 다양한 채소와 과일을 많이 먹고, 좋은 식물성 기름과 생선류의 질 좋은 단백질 섭취를 하는 지중해식 식단의 효과가 뛰어난 것은 연구로도 확인되었다. 암 위험과 심혈관 질환 감소, 뇌 건강, 노화 속도의 감소, 발기부전의 감소, 염증 수치의 감소 등에서 많은 효과를 보였다. 네

덜란드의 한 연구에 의하면, 지중해식 식단을 따랐던 완경기 이후 여성에게서 여성호르몬 음성 유방암 위험도가 40% 줄었다. 물론 다른 유방암 위험도 감소했다. 우리나라 식단과 비교한 연구에서도 지중해식 식단과 비슷할수록 염증 수치가 낮음이 확인되었다.

설탕처럼 정제된 당 섭취를 최소화하자. 청량음료와 과일주스같이 설탕 또는 시럽이 함유된 음식을 줄일 것을 권고한다. 이유는 청량음료와 과일주스는 당 수치를 가파르게 올려서 염증을 유발하는 인슐린 성장인자 IGF-1를 증가시키기 때문이다. 이것은 쥐를 대상으로 한 실험으로도 확인되었다. 과당을 많이 먹인 쥐에서 종양이 더 빠르게 자랐다. 같은 이유로 과자, 아이스크림, 흰 빵, 케이크도 조심해야 한다.

특히 이런 음식들은 판매를 위하여 단맛과 짠맛의 조화를 높여서 입맛을 중독시키고 천연의 가공되지 않은 좋은 음식을 멀리하게 한다. 또한 고칼로리면서 달고 짠 음식이 대부분인 초가공 음식도 몸에 도움이 되지 않는다. 이런 음식을 조금 줄이겠다는 소극적 생각을 버리고 의지를 가지고 적극적으로 먹지 않도록 노력해야 한다. 한 젊은 환자의 경우 암 진단 직후 본인이 문제를 스스로 파악한 뒤

분식을 즐기는 입맛을 바꾸려 노력했다. 채소를 더 많이 먹고 분식을 줄인 것만으로 여드름이 없어지고 체력이 좋아졌다고 했다.

영양제는 어떤가요?

영양제 섭취만으로는 암 예방 효과가 없다. 평소에 고려하지 않던 영양제라 해도 암 환자가 되고 나면 고민한다. 결론부터 말하면 어느 연구도 영양보충제 복용으로 암 예방과 재발 감소가 확인되지 않았다. 오히려 반대의 경우가 있다. 많은 용량의 비타민 A25000IU와 베타카로틴30밀리그램을 보충한 흡연자에게서 도리어 폐암 발생률과 사망률이 높게 나타났다. 이 연구는 대상자에 따라서 보충제의 종류, 복용량이 중요하다는 사실을 알려주었고 고용량의 보충이 도리어 몸에 해가 될 수 있음을 보여주었다.

식사로 다양한 영양소를 섭취하는 것은 도움이 되지만 보충제는 반드시 그렇지 않다는 말이다. 또한 최근 유방암의 영양보충제 영향에 대한 연구도 주목해보아야 한다. 종합비타민은 항암 치료 효과에 영향을 미치지 않았지만 항산화 효과가 있는 비타민vitamin A, C, E, carotene, coenzyme Q10과

비타민 B12와 철분제를 항암 기간 동안 복용한 유방암 환자에게서 오히려 재발이 많아짐이 보고되었다. 항암주사를 맞는 기간에는 이러한 영양보충제를 먹지 말고 종합영양제의 복용만을 권장하고 있다.

물론 영양보충제의 순기능도 많다. 다양한 비타민과 미네랄이 들어 있는 영양보충제를 섭취하면 정신건강에도 도움을 준다는 연구가 있다. 실제로 뉴질랜드와 캐나다에서는 홍수, 산불 재난 시에 복합비타민과 다양한 종류의 미네랄이 함유된 영양보충제를 배급하여 시민들의 불안 감소에 효과가 있었다는 보고가 있다. 패스트푸드 비율이 증가한 현대인의 식단에서는 부족한 영양분을 이렇게 보충해야 한다고 주장한다. 이유는 자연 재료로 건강한 식단을 유지해도 이미 토양이 영양분을 잃었고 많은 화학 비료와 제초제의 영향으로 제대로 된 영양소 공급이 어렵기 때문이다.

마침 영국에서 1940년과 2019년의 과일, 채소의 성분 비교 연구를 했는데, 미세 영양소 Na, Cu, Mg, Fe가 약 절반으로, 심지어 특정 영양소는 10분의 1로 감소되었다. 공부하면서 놀라게 된 사실은 대기오염으로 과일의 크기가 점점 커지고 있지만 영양소는 도리어 줄었다는 점이었다. 실제로 예전에는 보지 못한 크기의 배, 사과를 접한 경우가 있을 것이다. 결론적으로 다양한 종류의 비타민과 미네랄이 포함된 종합영양제를 먹되 이것에만 의존하지 말고 다양한 영양소 섭취를 위해서 채소, 과일, 질 좋은 단백질을 자연 그대로 먹도록 노력하는 게 중요하겠다.

우유와 콩은 어떤가요?

우유와 유제품 섭취 여부도 많이 묻는 질문이다. 유제품과 특정 암의 연관성이 발견되었지만 모든 암에 적용할 수 있는 연구 결과는 아니다. 유제품 섭취가 전립선암에는 연관이 있지만 유방암과는 관련이 없는 식이다. 하버드대 연구팀은 적은 양(하루 1~2컵 이하)의 우유를 마실 것을 권고한다. 최근 유럽에서는 소에 성장호르몬을 쓰지 못하게 해서 우유와 관련된 문제 개선을 추진 중이다.

유방암 환자들은 콩으로 만든 음식을 먹어도 되는지도 묻는다. 결론적으로 말하면 콩은 여성 호르몬 수용체에 영향을 주지만 이것이 암에 영향을 미치는 수용체는 아니다. 오히려 암 예방 효과가 있는 것으로 조사되었다. 쥐 실험에 의하면 암컷 쥐의 유방이 완전히 성숙해지는 사춘기 전에 이런 콩류 음식을 많이 먹는 것이 그 이후 유방암 예방에 효과가 있는 것으로 알려졌으며 실제로 완경 이후의 유방암 환자가 콩을 먹을 경우 도리어 재발이 감소한다는 결과도 발표되었다.

내가 1995년에 다시 만난 존스 홉킨스 의과대학의 닥터 더피는 "왜 우리나라에는 미국과 달리 유방암 환자군이 더 젊을까요?"라는 질문에 대한 답으로 "당신의 조상은 건강한 식단으로 유방암 예방 효과를 보았을 것이나 젊은 세대의 경우 서구화된 음식으로 인해 아마 유방암이 증가했을 것이다."라고 답했다. 본인들의 연구에 따르면 미국의 청소년은 전립선 염증이 많은데 반해 동양의 청소년은 전립선 염증이 거의 없는 것도 이와 비슷한 이유라는 것이다. 건강한 식단이 염증을 줄일 수 있고 암 발생에 영향을 주는 것은 분명한 사실이다. 어떻게 실천하느냐가 관건이다.

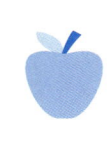

Tip

사람은 먹어야 생존할 수 있다. 가장 기본이 되는 인간 활동이 먹는 일인데 암 환자에게는 더욱 각별한 주의를 요하는 일이 된다. 미국의 통합종양학회에 참석했는데 누군가 이런 질문을 했다.

"환자들이 피자를 먹고 싶어하는데 어떻게 해야 할까요?"
"안 먹게 하는 것이 오히려 더 큰 스트레스를 줘서 건강에 나쁠 수도 있습니다. 가끔만 먹도록 조언하는 게 더욱 효과적인 방법이라 생각합니다."

음식은 우리의 몸만이 아니라 마음과 정신에도 영향을 미치기 때문에 단순히 영양학적으로만 보아서는 안 된다. 몸에는 좋아도 정신에 나쁜 영향을 미친다면 생각해봐야 한다. 항염증 식단을 제공하는 식당을 방문한 적 있다. 메뉴에는 피자가 있었다. 다만 호밀로 만든 크러스트 위에 각종 채소가 올려져 있었다. 물론 누군가는 그러면 피자가 아니라고 항변할지도 모르겠다.

그러나 이러한 아쉬움을 뒤로하고 대안을 만드는 노력이 필요하다. 피자를 먹되 횟수를 줄이는 노력, 채소를 올려 먹는 노력, 과일과 샐러드를 같이 먹는 노력 말이다. 그런 뜻에서 "우리 식단의 90%는 건강하게 10%는 덜 건강한 것으로 구성하라."는 로렌조 코헨의 현실적 조언을 되새길 필요가 있다. 국과 밥을 꼭 먹어야 된다는 생각에서 벗어나 간편하게 식사하는 방식도 도움이 된다. 예를 들어 한 끼는 과일샐러드에 견과류와 요거트를 먹는 식이다. 직장에서는 대부분 외식을 하며 균형 잡힌 영양소보다는 찌개류와 달고 짠 음식을 먹게 되기 마련이기 때문에, 모자랄 수 있는 영양을 채우고 건강에 도움이 되는 음식을 별도로 챙기는 수고도 필요하다.

환자 사례

몸이 먼저 아니라고 말합니다

박○○, 45세

40대 중반 환자이다. 1기 유방암으로 수술 후 방사선 치료를 받던 중이었다. 원래 위가 약하지 않았는데 치료 첫째 주부터 명치끝이 아프고 음식을 먹으면 숨이 찬다고 했다. 식도염 증상을 느껴 약을 먹었지만 효과가 없다고 했다. 이러한 증상이 계속되어 소화기내과에 의뢰를 하였고 내시경을 했지만 이상이 없었다. 먹는 것을 살폈더니 황칠을 다린 물에 원인이 있어 보였다. 황칠을 다린 물을 마시지 않았더니 증세가 사라졌다.

많은 환자가 자신에게 맞지 않는 음식을 남의 권유로 먹거나 유행을 따르다가 문제를 겪는다. 어느 TV 프로그램에서 우엉 물이 몸에 좋다고 방영한 일이 있었다. 하지만 이를 보고 우엉 다린 물을 먹었던 사람들이 거의 같은 시기에 부작용을 호소했다. 한 환자는 더 많은 효과를 보기 위해 우엉 물만 마신 결과 치료한 유방이 부었다고 하였고, 골반방사선을 받았던 환자는 다리 부종이 생겨 우엉 물 마시기를 중단하고 없어졌다고 말했다. 다른 환자는 우엉 물로 인해 소변이 잘 안 나오는 증상을 호소했다. 다들 같은 시기에 같은 프로그램을 보아서 동시다발적 문제를 갖게 되어 외래에 왔던 것이었다.

항상 환자에게 몸에 좋다고 알려진 것이라 해도 무조건 먹는 것은 좋지 않다고 말한다. 혹시 새로운 것을 먹게 된다면 달력에 언제부터 시작했는지를 기록하고 증상을 살피라고도 말해준다. 이왕이면 한 번에 한 가지씩 먹어보도록 권고한다. 그래야 무엇이 문제인지 파악을 할 수 있기 때문이다. 그러다 이상 반응이 생기면 먹는 것을 중단하고 몸을 관찰하라고 한다. 우리의 몸은 나에게 좋지 않은 것을 누구보다 먼저 알려준다.

충분히 잔다

요즘 스마트폰과 연결된 스마트워치가 인기다. 젊은 세대는 물론이고 중장년층의 착용도 늘고 있다. 기술의 진보뿐만이 아니라 시간의 중요성 때문일 것이다. 그런데 우리가 잊고 있는 게 있다. 우리는 이미 몸에 내장된 '생체시계'가 있다는 사실이다. 생체시계는 최적의 건강 상태를 유지하도록 만들어져서 먹는 시간, 운동할 시간, 햇볕을 쬐야 하는 시간을 알려준다. 물론 가장 중요한 시간이 수면 시간이다. 문제는 현대 사회를 살아가는 많은 사람의 생체시계, 그중에서도 수면 시간이 고장 나고 있다는 점이다.

직장 생활을 하면 늦은 퇴근이 일상이 되는 경우가 많다. 퇴근하자마자 잠에 들리 만무하다. 낮에 못 누렸던 자유를 밤에 즐기고, 늦은 시간 야식으로 하루를 마무리한다. 특히 육아를 하는 젊은 환자들은 아이들이 잠든 후에 늦은 밤 자신을 위한 시간을 쓴다. 또 입시생을 둔 가정에서는 늦게 오는 자녀를 위해 함께 늦게 자고 일찍 일어난다. 환자들도 예외는 아니다. 충분한 수면을 누리지 못하는 환자가 많다.

여러 연구에서 7시간에서 8시간가량 자는 사람이 더 장수한다고 말하지만, 실은 매일 이렇게 자는 사람이 드물 정도로 수면이 모자란 생활을 하는 경우가 많다. 잠이 모자라면 당뇨, 심장 질환, 비만의 위험이 높아지고 우울감이 증가하며 면역력이 감소한다. 925명을 대상으로 한 수면 연구에서는 6시간 이하로 짧게 자거나 불면증 증세가 있는 집단이 정상적인 수면을 하는 집단보다 노화와 연관 있는 텔로미어가 짧았다.

또한 미국 간호사의 건강 데이터를 오랫동안 추적 관찰한 연구에서도 6시간 이하 또는 9시간 이상 자는 경우 심혈관 질환과 대장암이 증가하고 인지 기능이 저하됨을 확인하였다. 불면증에 시달리면 낮은 정도의 만성염증에 시달린다는 보고도 있다. 불면증까지는 아니더라도 수면의 질이 나쁘다면 이 또한 문제다. 잠드는 데 20~30분 이상의 오랜 시간이 걸리거나 자다가 2~3회 이상 자주 깨는 경우가 3개월 이상 지속되면 전문가의 도움을 받아야 한다. 자고 나도 잔 것 같지 않고 낮에 졸리고 피로가 쌓이면 수면이 부족하다는 신호다.

    잠으로 얻을 수 있는 효과는 다양하다. 자는 동안 기억이 정리되고 낮 동안에 생긴 노폐물이 제거된다. 면역력이 높아지고 공복감을 느끼게 하는 위장의 그렐린이 감소하여 체중 조절에 도움이 된다. 정서적으로 안정감을 얻게 되고 손상된 세포가 재생된다. 잠을 잘 자는 것만으로도 신체적, 정서적, 심리적인 효과가 있으니 자신의 수면을 점검하고 개선해야 한다.

    그러나 잠이 자신의 마음대로 되는 경우는 흔치 않다. 특히 암 환자는 진단과 항암 치료 직후에 단기적으로 불면증에 시달리는 경우가 있다. 불안, 통증, 갱년기, 피로의 복합적인 요인 때문이다. 단기간이라면 큰 문제가 아니지만 잠을 잘 못 이루는 상태가 지속되면 전문가의 도움을 받아야 한다. 그리고 일상생활에서 잠의 중요성을 알고 실천하는 노력도 중요하다. 자기 전에 TV, 스마트폰과 같은 전자 기기를 피하는 것이 대표적인 실천법이다. 전자 기기는 뇌를 자극하고, 우리 몸에 필요한 멜라토닌 분비를 저해하는 빛을 발산하기 때문에 수면 전에는 피해야 한다.

    또한 규칙적 수면도 중요하다. 일정한 시간에 잠드는 연습이 필요하며 늦게 자는 사람이 갑자기 일찍 자기는 어려우니 일주일에 15분 정도씩 앞당겨서 최종적으로 밤 12시 이전에는 자도록 노력해야 한다. 햇볕을 쬐고, 몸을 움직여서 약간의 피로감을 느끼게 되면 수면에 도움이 된다. 생각이 많거나 긴장과 두려움으로 잠을 못 자는 경우라면 이완명상, 요가, 태극권과 같은 심신요법이 도움이 된다. 상담과 인지 행동 요법도 좋은 방법이다. 부족한 수면을 그러려니 하며 어쩔 수 없는 생활 습관으로 받아들이지 말고 적극적으로 고쳐야 한다는 마음을 먹는 게 중요하다. 옛 어르신들의 '잠이 보약이다'라는 말을 현대 과학이 입증한다. 미루지 말고 오늘부터 실천하자. 부디 숙면을 누리시길.

환자 사례   **수면제도 안 듣는 생각 많은 환자**

윤○○, 52세

이 환자는 유방암 1기로 수술 후 방사선 치료를 받고 3개월이 지난 오늘 내원하였다. 행사 요원으로 바쁘게 살았다가 방사선 치료를 받는 동안 일을 쉬었다. 지금은 현업에 복귀했고 또다시 정신과 약을 먹어도 3~4시간만 잘 정도로 불면증에 시달린다고 한다. 나와의 외래 첫 기록을 보니 환자는 갱년기가 시작된 4년 전부터 잠을 잘 못 자기 시작해 깊은 잠을 이루지 못하여서 불면증 클리닉에 의뢰했다. 전문가의 도움으로 6시간은 잘 수 있게 되었다.

그런데 갑자기 다시 불면증이 찾아왔다고 한다. 불면증 클리닉 도움으로 수면을 회복해가던 환자는 왜 다시 약이 소용없을 정도의 불면증이 되었을까? 직업상 많이 움직일 뿐 아니라 여가 시간에 필라테스, 등산도 할 정도로 신체 활동량이 적지는 않았다. 본인은 별다른 스트레스가 없다고, 신경 쓸 일도 없다고 한다. 환자의 말에 따르면 신체적, 정신적 문제가 없어 보였다. 이렇게 잘 자던 환자가 다시 불면증으로 고생하는 경우를 종종 본다.

어떤 경우는 암 치료를 하면서 있던 불면증이 없어지고 잠을 잘 잔다고도 하는데 이들의 공통점은 아프고 나서 회복하는 동안 예전에 가지고 있던 잡생각과 걱정을 내려놓았다는 점이다. 그래서 환자의 성격에 대해 물었다. 그녀는 평소 지저분한 것을 못 참고, 하지 않아도 될 일을 자신이 다 한다고 했다. 알면서도 고쳐지지 않는 성격이라고도 했다.

또 다른 불면증 환자의 사례도 기억이 난다. 자신은 낮에 활동량이 많고 정신과 약도 꾸준히 복용하는데 약의 효과를 전혀 보지 못하고 있다고 호소한다. 마침 강의를 위해서 병원에 온 후배 의사가 있었다. 양의학과 한의학을 모두 전공한 후배였는데, 마침 기회가 되어 진료를 의뢰했다. 진맥의 결과, 이 환자는 자다가 일어나서 못다 한 설거지를 하는 성격이라고 했다. 환자는 놀라면서 실제로 자기는 할 일이 있으면 쉬지 못하고 자다가 일어나서 일을 마치고 다시 잔다고 했다. 이런 성격이 불면증이 원인이 된 것은 말할 것도 없다.

그래서 위의 환자에게 이런 사실을 상기시켜주면서 직장의 일을 집으로 가져오지는 않는지 물었다. 역시나 환자는 꿈에서마저 못다 한 일을 처리하는 경우가 종종 있다고 했다. 일을 마치지 못한 불안함이 꿈에서도 일을 하게 하던지 일어나게 하는 것이었다. 그렇다고 갑자기 성격을 고치기는 어려우니 하루 일과를 정리하고 마음의 짐을 내려놓는 것을 권했다. 내일 할 일을 정리하고 오늘 마치지 못한 일은 어떻게 할지를 미리 정한 뒤 잠자도록 조언했다. 그리고 자신에게 충분히 잘하고 있다고 위로하라고 격려했다. 물론 처방받은 정신과 약은 꾸준히 복용하도록 했다. 한 달 후 전화 통화로 이 환자의 불면증이 완전히 해소되었음을 확인할 수 있었다.

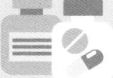

스트레스의 원인을
알고 대처한다

현대사회의 성과주의가 우울증 환자와 낙오자를 만들어낸다는 비판을 담은 독일에서 활동하는 철학자 한병철 교수의 『피로사회』김태환 옮김, 문학과지성사, 2012가 한때 이슈가 되었던 적이 있다. 한 교수의 통찰은 세계 어느 나라보다 경쟁이 심각한 한국 사회에 더욱 유효하게 적용된다. 암 환자는 여기에 건강에 대한 불안과 우울감이 더해져 이중고를 겪는다. 연구에 따르면 이러한 불안과 우울감은 암 종류와 시기에 따라 다르게 나타난다. 중요한 것은 이것이 개인의 스트레스 정도에 분명하게 영향을 미친다는 사실이다.

암을 진단받은 직후, 검사를 하기 전과 검사 결과를 기다리는 동안에 특히 불안감이 고조된다. 당연한 현상이다. 그러나 심하면 검사 한 달 전부터 불안감으로 잠을 설치고 몸이 아픈 환자도 있다. 정서적, 심리적 스트레스는 통증, 불면증, 구토 등의 증상으로 나타난다. 문제는 신체적 증상만 치료하려 하거나 자신의 감정을 잘 살피지 않아 근본적인 원인을 알아채지 못할 때가 있다는 것이다. 또한 정신과 치료가 필요해도 이에 대한 부정적 생각과 사회적 낙인을 우려하여 치료를 거부하는 경우도 있다. 치료 중인 환자 중에 그런 사례가 있었다. 본인도 심한 우울증을 겪고 있다는 것을 자각했다. 하지만 정신과를 부정적으로 생각하여 치료를 거부한 환자가 있었다. 어쩔 수 없이 정신과 동료의 도움으로 내가 약을 처방하였다.

의료진의 대처도 중요하다. 필자도 과거에는 정신과 지식이 전문가 수준은 아니었고 자살과 같은 극단적 상황을 고려한 질문을 어려워했다. 그러나 정신과 동료에게 배우고 이러한 환자를 다루는 경험이 쌓이면서 적극적으로 대응하고 있다. 환자가 무기력을 호소하면 우울함에 대한 이야기를 하고, 심하다 싶으면 자살할 마음이 있는지를 묻는다. 자살 충동이 있는 환자라면 곧장 응급으로 정신과 동료에게 연계한다. 의료진은 환자가 적극적으로 표현하지 않아도 말과 몸으로 증상을 보여줄 때 관심을 가지고 적극적으로 대처해야 한다는 것을 강조하고 싶다. 물론 이런 태도는 의료진만이 아니라 환자의 보호자에게도 필요하다.

왜 감정 관리가 중요한지는 다양한 연구에서 증명된다.

우울감이 높은 방광암 환자의 예후가 일반적인 수준보다 훨씬 더 나빴다는 보고도 있고, 우울감과 사회적 고립을 호소하는 난소암 환자에게서 전이 관련 유전자가 더 많이 발현되고 염증 수치도 높았다는 연구 결과도 있다. 이런 집단에게 마음을 다스리는 프로그램을 실행했더니 염증 수치가 줄어들고 유전자 발현에도 긍정적인 변화를 보였다.

특히 여성 환자는 이러한 스트레스에 더 취약하다. 캐나다의 마린 Dr. Marin 박사는 이에 대한 흥미로운 연구를 실시했다. 부정적인 뉴스에 대한 남녀의 반응을 조사했는데, 여성은 남성과 달리 부정적 뉴스를 본 후에 잔상이 오래 남고, 스트레스 호르몬인 코르티솔 수치가 증가함을 확인했다. 나는 환자들에게 암이라는 큰 스트레스를 겪는 와중에는 다른 스트레스를 되도록이면 피하라고 권한다. 굳이 스트레스 정도를 고조시킬 필요가 없기 때문이다. 마린 박사의 연구에서 영향 관계가 증명된 것처럼, 부정적인 뉴스만이 아니라 인간관계도 마찬가지로 보고 싶은 사람을 보고 싶을 때 만나라고 조언한다. 물론 보고 싶지 않은 사람은 피해도 된다.

몸과 마음은 서로 영향을 미친다. 최근 연구에서는 걱정을 많이 하는 노인이 치매에 더 취약하다는 결과가 보고되었다. 한편 107명의 폐암 환자를 대상으로 한 연구에서는 감정을 억제하는 환자들이 통증과 우울감을 덜 호소한다고 보고되었다. 그러나 뇌 영상을 함께 촬영한 연구를 살펴보면 감정을 억제하는 사람들이 실제로는 긴장을 많이 하여서 암을 비롯한 신체적 질환에 취약한 것으로 확인되었다. 자신의 감정을 살피고 표현하는 것의 중요성을 강조하는 아주대 정신과 홍창형 교수의 지적이 시사하는 바가 크다.

그렇지만 스트레스라고 말하면 무조건 나쁘게 생각하는 경향이 있는데 항상 그런 것은 아니다. 켈리 맥고니걸 Kelly McGonigal 교수는 그의 책 『스트레스의 힘 The Upside of Stress: Why Stress Is Good for You, and How to Get Good at It』에서 스트레스를 살피고 잘 활용하는 방법을 조언한다. 그는 스트레스를 위협이 아닌 도전이라고 긍정적으로 바라보며 이를 유익하게 활용하자고 말한다. 예를 들어 발표를 앞두고 심장이 뛴다면 이를 불안이라고만 생각하지 말고 빠르게 뛰는 심장을 발표의 힘으로 생각하자는 것이다. 사랑하는 사람을 만나서 설레고 떨리는 것도 긍정적 스트레스의 예이다.

초기 유방암 환자 대상의 연구도 켈리 맥고니걸 교수의 주장을 뒷받침한다. 암에 대한 자신의 생각을 쓰거나 긍정적인 생각과 감정을 기록한 집단에서 이후에 암과 관련하여 병원을 찾는 횟수가 더 적었다. 미국에서 1998년 시작하여 8년 후에 건강 상태를 파악한 연구 결과, 스트레스가 심하다고 답한 집단이 스트레스는 있으나 건강에 영향을 미칠 정도는 아니라고 답한 집단에 비해 사망률이 높았다는 것도 중요한 참조점이 될 것이다.

아직은 우리 사회가 '암'을 부정적으로 생각하는 경향이 크다. 그래서 나는 치료가 끝나는 시점에 암 진단 이후 삶에 미친 긍정적인 영향, 교훈이 무엇인지를 묻고 스스로 정리할 수 있도록 하고 있다. 암생존자통합지지센터의 일도 이와 비슷하여서 개개인의 영양과 심리, 사회적인 문제를 스스로 파악하고 개선할 수 있도록 도움을 주고 있다.

그러면 우리에게 남는 과제는 스트레스를 받지 않는 게 아니라 이를 어떻게 관리하느냐이다. 우선 암을 인정하는 것이 중요하다. 암의 원인이 무엇이든지 앞으로 자신의 건강 유지는 나의 의지에 달렸다. 두려움이 가득하고 걱정에 휩싸여 있다면 불안과 '암'이라는 부정적 단어에 갇혀서 살게 된다. 그렇게 되지 않으려면 스스로의 다짐이 필요하다.

다만 이 다짐이 거짓 낙관이어서는 안 된다. 무엇이 문제인지를 정확히 깨닫고 그것을 해결하기 위한 구체적 계획을 세워서 실천하는 것이 진짜 낙관이고 치료에 도움이 되는 다짐이다.

같은 스트레스적 상황이라도 개개인이 반응하는 정도와 이에 따른 관리 방법이 다르다. 똑같은 암을 진단받더라도 어떤 사람은 치료할 수 있다는 마음을 먹지만 어떤 사람은 걱정과 두려움만 느끼는 것이다. 핵심은 내 마음가짐을 다르게 하는 것이다. 걱정, 불안 등의 부정적 감정이 전혀 없을 수 있다는 말이 아니다. 이를 적극적으로 해결하려고 노력하는 마음가짐을 가져야 한다는 뜻이다.

이렇게 감정을 관리하는 데에는 평소에 부정적 생각의 고리를 끊고 자신의 마음을 살피는 연습이 도움된다. 이를 위한 구체적인 방법을 심신요법이라 부른다. 마음 챙김, 위파사나, 참선과 같은 명상과 이완, 태극권, 기공, 요가와 같은 동작 요법이 대표적이다. 심신요법을 활용하면 부정적인 생각이 떠오를 때 재빨리 알아차리고 다른 생각으로 전환하는 것이 가능해진다. 화나게 하는 환경은 통제하지 못하지만 화내는 마음은 관리가 가능해진다는 말이다.

물론 특정 방법을 고집할 필요는 없다. 자신에게 맞는 방법을 선택해서 지속적으로 반복하는 게 더욱 중요하다. 내가 만났던 환자 중에는 이완명상 교실을 다니면서 자신에게는 걷기명상이 더 와닿았다고 한 적이 있다. 자연을 다르게 보는 법을 느끼게 되었다고 했다. 또한 개선의 효과를 빨리 원하는 조급함은 경계해야 한다. 뇌를 길들이기 위해서는 적어도 2~3개월의 시간이 필요하기 때문이다. '암'은 지금까지 경험하지 못한 큰 변화이다. 인류가 처음 경험하는 코로나19의 여파로 전 세계가 흔들리는 것처럼 '암' 진단은 커다란 스트레스다. 우리가 힘든 여건에도 포기하지 않고 코로나19를 관리하기 위한 실천을 통해 상황에 맞는 일상생활을 누리는 것처럼, 암 환자도 그래야 한다. 스트레스에 통제당하지 말고 내가 스트레스를 구체적으로 관리해야 한다.

환자 사례

나쁜 생각에 사로잡힐 때

박○○, 58세

치료가 거의 끝나가는 유방암 환자이다. 수술 후 항암 없이 방사선 치료를 받았다. 진료 중에 컨디션이 안 좋고 이틀 전부터 몸살 기운과 더불어 식은땀이 난다고 했다. 요양병원에서 지내면서 적절한 운동을 하고 있었고 먹는 것도 괜찮다고 말했다. 그런데 지난 주말부터 메슥거림도 있어서 음식을 못 먹겠는데 억지로 끼니를 때웠다고 했다. 잠도 깊게 자지 못하고 2시간마다 깬다고 했다.

    이런 증상은 환자에게 심적 부담이 있어 발생하는 경우가 많다. 오랜 진료 경험으로 알게 된 사실이다. 그래서 환자에게 여러 차례 물었지만 자신은 문제가 없다고 했다. 요양병원에서 신경 쓸 일도 없고 괜찮다고만 했다. 꼭 자신의 문제가 아니어도 주변에 아픈 사람들이 많아서 그럴 수도 있다고, 다른 환자들의 사례를 들어서 설명해주었다. 그제야 환자는 치료 후 어떻게 될까 걱정이 된다고 털어놓았다. 최근에 재발이 되어 요양병원에 새롭게 들어온 환자들이 많아졌다고 했다. 치료가 마무리 단계에 이르니 직장에 복귀할 걱정도 생겼다고 말했다.

 환자의 말을 듣고 종이에 걱정과 본인의 생각을 적도록 했다. 그리고 이를 같이 정리해보았다. 내가 재발될지 안 될지는 모르는 일이다. 그러나 남들이 재발했다고 나도 재발한다는 생각은 잘못이다. 그렇다면 재발을 걱정할 게 아니라 그것을 줄이기 위해 무엇을 해야 하는지를 생각하도록 권했다. 긍정적 마음가짐으로 앞으로의 치료와 생활에 집중하도록 말이다. 직장 복귀도 천천히 생각할 과제이다.
 직장에서 일하면 스트레스가 증가하여 재발의 위험이 커질 수 있다는 우려는 진실이 아니다. 물론 직장생활이 스트레스의 요인이 되기는 한다. 그렇다면 왜 스트레스가 생기고 어떻게 대처해야 할지를 생각해야 한다. 환자는 지난 2년 동안 하지 않던 컴퓨터 작업을 다시 따라가기가 버거울 것 같다고 말했다. 그래서 직장에 복귀가 힘들게 느껴지는 것이었다.
 지난 2년 동안 줄어든 능력으로 고심하는 환자에게, 그동안 좋아진 능력은 무엇인지를 되물었다. 환자는 스트레스를 감당하는 능력이 생겼다고 했다. 은퇴 후 새로운 일에 도전하는 것이 쉽지는 않겠지만 이러한 도전을 이겨낸 것에 감사하기를 권했다. 환자는 막연한 불안감을 말하면서 써보니 생각이 정리되어서 좋았다고 했다. 이제까지 컵에 남은 물을 어떻게 지킬까 생각하며 걱정했는데, 오히려 채울 수도 있겠다는 생각을 가지게 되었다고 말했다.

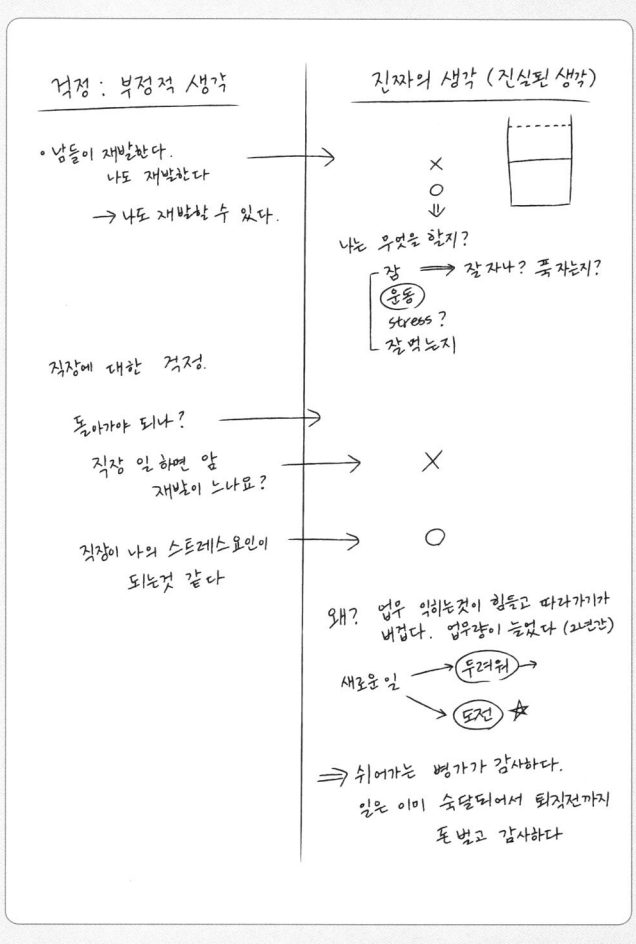

진료실에서 환자와 함께 작성한 문제정리 사례

좋은 관계를
맺는다

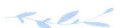

장수의 비결이 있다면 무엇일까? 토마스 펄스, 마거리 허터 실버, 존 라우어만이 공동 저술한 『하버드 의대가 밝혀낸 100세 장수법』우종민 신동근 옮김, 사이언스북스, 2003은 이런 질문에서 시작되었다. 책에서 밝힌 장수의 공통적인 요소는 '관계'와 '유머'였다. 우리는 흔히 건강을 위한 방법으로 잘 먹고 운동하고 스트레스를 줄이는 것을 생각하지만 실제 비결은 그 너머의 관계에 있었다. 하버드 연구팀이 제시한 장수 비결은 서울대 박상철 교수의 장수 연구에서도 확인된다. 박상철 교수가 꼽은 장수 비결은 부지런히 움직이고 호기심을 가지고 활동하며 주위 사람과의 교류로 고립되지 않는 것으로 요약된다.

관계의 중요성이 확인되는 연구가 있다. 미국의 로제토Roseto 연구이다. 미국 펜실베니아 주의 어느 지역에 거주하는 사람들은 유난히 심근경색이 거의 없고 사망률도 낮았다. 원인을 찾기 위한 조사가 실시되었다. 먼저 먹는 것을 조사하였는데 특별한 원인은 찾지 못했다. 전쟁 후 어려운 시기여서 유난히 잘 먹은 것도 아니었고, 다른 마을과 유사하게 지방 성분도 많이 먹고 있었다. 끝내 이 연구가 밝혀낸 주요 원인은 관계였다. 이탈리아의 같은 동네에서 이민을 와서 서로 도우며 무엇이든지 나누고 서로를 존경하는 지역사회 관계망이 이들의 건강 비결이었다. 물론 이 지역도 점차 개인화되면서 효과가 감소했지만, 관계의 중요성을 알려주는 사례로 남았다.

관계는 장수에 영향을 미치듯 암 환자의 건강에도 중요한 요소가 된다. 아이오와 대학의 수전 루텐도르프Susan Lutgendorf 팀은 난소암과 사회 심리적 지원에 관한 연구를 실시했다. 연구 결과 우울감과 고립감이 있는 환자 집단에서 암을 전이시키는 유전자 발현과 염증 수치가 더욱 높았다. 또한 오하이오 대학의 연구에서는 사회적 지지가 낮은 유방암 환자의 염증 수치가 높았음을 밝혔다. 사회적 지지 이외에도 외로움이 암의 예후와 관련이 있다는 연구도 있다. 외로움을 많이 느낄수록 사회적 문제를 부정적으로 바라보는 경향이 높아지고 스스로를 고립시켜서 사회적 지지망을 약화한다. 그러나 사회 연결망이 튼튼하고 관계 만족도가 높은 경우에는 초기 유방암 환자에서도 생존율 향상이 관찰된다.

앞서 노화 연구에서도 언급하였지만, 외로움이 암 환자에게만 영향을 미치는 것은 아니다. 특히 사회가 고령화되면서 고독은 이제 사회적 문제가 되었다. 노인, 주부, 심지어 학생들까지도 이로 인해 힘들어한다. 영국에서는 2017년에 국가적 차원에서 고독에 대한 보고서를 발표하였고, 세계 최초로 고독부 Ministry of Loneliness를 만들었다. 이제 고독은 개인의 차원을 넘어서 국가적 차원의 과제가 되었다.

내가 기억하는 전이성 유방암 환자가 있다. 폐에 전이된 상태였으나 의료진의 권고에 따라서 치료를 잘 받았다. 증상이 없는 오랜 기간 유방암 환우 그룹의 리더가 되어서 다른 환자를 격려했다. 이와 같이 전이되고도 오랫동안 일상생활을 긍정적으로 유지하는 유방암 환자들이 많다. 또 다른 환자는 대장암을 시작으로 림프절, 간으로 전이되어 항암 치료 중 방사선종양학과로 의뢰된 분이다. 내가 치료한 횟수만으로도 10여 차례가 되며 방사선 치료를 받는 기간만 7년 이상이었다. 부작용도 없었고 치료가 끝나면 다시 일터로 복귀했다.

어느 날인가 70대 중반의 이 환자가 왜 이리도 열심히 사는지 궁금해져서 물어보았다. 체력과 삶에 대한 의지가 강했지만 그것만은 아니라는 생각이 들었기 때문이다. 그는 아픈 손주가 있는데 아이에게 유산을 남기고 싶어서라고 답했다. 이런 이유로 일터를 나가니 자연스럽게 체력도 유지할 수 있었고 다른 사람들과의 교류가 꾸준히 유지되었으며 가족들과의 사이도 좋았다.

일상생활 중에서도 직장에 복귀하는 것은 이렇게 긍정적 효과가 있다. 다만 환경과 본인의 상황을 고려해서 복귀의 시점과 수준을 결정해야 한다. 암 진단 후에 무조건 직장을 그만두는 환자도 있고, 어떤 환자는 경제적 이유로 인해 하루 12시간의 일을 주말도 쉬지 못하고 하는 사람도 있다. 암 치료 후에는 잠시 휴식 시간을 가지는 것이 좋겠지만 직장을 복귀해야 한다면 무리하지 말고 직장의 환경, 업무 관계, 복지 조건 등을 고려해서 복귀 시점을 결정하면 좋겠다.

만약에 직장 상사와 동료가 스트레스의 주된 요인이었다면 더욱 신중해야 한다. 복귀해서 여전히 안 좋은 환경에 놓이게 된다면 아예 다른 환경의 일터로 직장을 바꿀 것을 권고하지만, 그것도 어렵다면 상담과 같은 전문가 도움을 꼭 받아야 하겠다. 환경을 바꿀 수 없다면 나라도 바꿔야 한다. 스스로를 칭찬하고 자신감을 가질 시간이 필요하다.

많은 환자가 일단 쉬고 나면 모든 것이 좋아질 것으로 기대한다. 그래서 막상 복귀하면 더 큰 실망과 피로감을 경험하게 된다. 막연한 기대보다는 자신과 주위 환경의 근본 문제를 잘 파악하고 미리 준비하는 시간이 필요하다. 물론 직장이 오히려 스트레스의 출구가 되는 환자도 있다. 직장으로 복귀해서 동료들과의 관계로 기분도 좋아지고 신체 활동량도 늘면서 돈도 받으니 말이다. 이런 환자라면 복귀가 약이 된다. 다만 너무 급하게 서두르는 것만 피하면 좋겠다.

건강한 환경을
유지한다

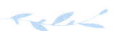

미래학자들이 말하는 인류의 위기는 세대 갈등, 불평등, 기후 위기로 요약된다. 그중에서도 하나를 꼽으라면 단연 기후 위기다. 인류의 생존에 직접적 영향을 미치는 위험이기 때문이다. 카페와 서점, 각종 소매점에서도 친환경이란 글자가 낯설지 않다. 전기와 수소, 하이브리드 친환경 자동차의 시대가 시작되었다. 환경은 생존의 모든 것과 연관되어 있다. 당연히 건강도 예외는 아니다. 아니, 다른 어떤 것보다도 환경에 민감하게 좌우된다.

   암과 환경의 영향은 이미 많이 알려졌다. 대표적인 사례가 석면이다. 석면에 노출되면 폐암을 비롯한 폐 질환이 일어날 확률이 높아진다. 언론에서 석면 피해를 많이 알려서 대부분의 사람들이 알고 있다. 석면을 예로 들었지만 현대사회에는 다양한 환경오염과 독성 화학물질이 있다. 사회가 발달하면서 이러한 물질도 늘고 있다. 특히 플라스틱 제조에 널리 사용되는 비스페놀 A와 살충제 등은 내분비계를 교란시켜 유방암을 증가시키는 원인으로 알려졌다.

릭 스미스Rick Smith와 브루스 루리Bruce Lourie의 책 『슬로우 데스 Slow Death by Rubber Duck』는 환경의 위험성을 잘 말해준다. 표지에 검게 녹아내리는 노란색 장난감 오리가 인상적인 책이다. 저자들은 환경오염의 위험성을 직접 실험하기로 마음먹었고 자신의 몸을 실험 도구로 사용했다. 플라스틱 컵에 커피를 마시고 일회용 용기에 뜨거운 음식을 담아 먹는 등 자신들을 최대한 오염 물질에 노출시켰다. 일주일간 실험 후 혈액과 소변 검사의 결과는 예상대로였다. 목욕 용품의 개수를 늘리는 것만으로도 소변 중 오염 물질의 농도가 증가했다. 이러한 일상 속 오염 물질의 직접적 위험을 확인하는 실험이었다.

하버드 대학교 팀의 통조림 연구도 환경호르몬의 위험을 말해준다. 통조림은 내부 부식을 방지하기 위해 비스페놀에폭시수지을 사용하여 코팅한다. 문제는 비스페놀이 환경호르몬으로 작용하는 내분비계 장애 물질이라는 것이다. 2011년 하버드 대학팀은 5일간 매일 통조림 토마토수프를 먹은 사람과 자연산 토마토로 요리한 수프를 먹은 사람을 비교연구 했다. 결과는 통조림을 먹은 집단의 소변에서

비스페놀 A가 10배 이상 많이 검출되었다. 5일간의 실험으로도 이렇게 분명한 차이가 나타나니 환경오염의 위험성은 강조하고 강조해도 지나치지 않다. 다행히 최근에는 미국에서도 환경호르몬 문제를 일으키는 물질을 통조림에 더 이상 사용하지 않도록 규제하고 있다.

환경오염의 위험을 알아도 우리가 인류의 환경을 바꾸기는 힘들다. 또한 인류가 그동안 만든 문명의 관성을 단기간에 바꾸기도 어렵기 때문에 세계가 좋은 환경으로 바뀌길 막연히 기다리거나 그냥 자포자기하고 사는 건 어리석은 행동이다. 지금 당장 내가 할 수 있는 것부터 실천해야 한다. 질 좋은 팬으로 요리하는 것처럼 말이다. 검정색 무쇠 소재의 팬을 사용하되 미리 달구고 기름을 충분히 두른 후에 금속 뒤집개를 사용하면 오염 피해를 줄인다. 방염제를 첨가하지 않은 제품을 사용하거나 향료와 향이 들어간 제품을 피하자. 방향제 대신에 자주 환기를 하는 게 건강에 좋다.

지방 섭취를 줄이는 것은 적정 체중 유지와 함께 오염 물질을 줄이는 데도 효과가 있다. 오염 물질은 먹이사슬을 타고 위로 올라가면서 축적된다. 자연히 우리가 즐겨 먹는 육류의 지방 조직에는 오염 물질이 비교적 많이 축적되어 있다. 수은 오염을 줄이기 위해 큰 생선보다 작은 생선을 먹자는 것과 같은 이유다. 옷에도 오염 물질이 있다. 매끈한 재질의 옷이 특히 그러므로 최대한 피하는 게 좋다. 요즘 물건에는 제품 성분이 잘 기록되어서 조금만 관심을 가지면 오염 물질을 피하기 쉽다.

예를 들면 가정용품에는 재활용 표시인 삼각형이 그려져 있고 숫자가 쓰여 있는데 1, 2, 4, 5번이 들어간 제품이 안전하다고 한다. 전자제품을 구매할 때는 폴리브롬화디페닐에테르PBDE가 없는 제품을 사야 한다. 삼성과 같은 대기업에서는 이제 사용하지 않는 성분이다. 미국 워싱턴 주가 미국 내에서는 최초로 사용을 금지했고, 곧 EU도 같은 조치를 취했다. 환경학자와 연구진의 노력으로 더 많은 유해 물질이 밝혀지고 있으므로 정부의 제도적 조치가 병행되는 것은 매우 다행스러운 일이다.

이 밖에도 천연 제품을 사용하여 청소하기, 집 안에서는 신발을 신지 않기, 관엽식물로 자연적 공기 정화하기, 밀랍으로 만든 양초 사용하기 등 다양한 실천 방법이 있다. 요즘은 환경에 대한 관심으로 책과 인터넷 자료가 많아서 관심을 가지고 찾아보면 좋겠다. 많은 암 환자가 좋은 환경을 찾아서 산과 시골에서 전원생활을 시작한다. 좋은 환경을 만들기 위한 적극적인 행동으로 칭찬받아 마땅한 일이다. 다만 모든 사람이 그렇게 전원생활을 하고 매일 같이 산을 오를 수는 없는 일이다. 그렇다면 위의 예시처럼 생활 속 작은 실천이 중요하다. 전원생활을 하더라도 이러한 지식 없이 습관대로 먹고 생활한다면 반쪽짜리 생활이 된다.

당면한 문제를
해결한다

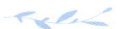

암 진단을 받고 치료를 시작하면 이것만으로도 벅찬 일이다. 지금까지 유지한 생활양식에 큰 변화가 온다. 목적지를 향해 시속 80킬로미터로 정속 주행을 하다가 갑자기 급정지를 한 것처럼 말이다. 그런데 이것으로 끝이 아니다. 암 치료는 이제 시작일 뿐이고 이미 가지고 있던 어려움이 더해진다. 암을 진단받았다고 몸이 나아지는 것에만 집중할 수 있는 사람은 드물다. 아이를 돌봐야 하고, 가정을 책임지고, 사회에서 맡은 일을 해내야 한다. 적절한 치료, 빠른 회복과 일상 복귀를 하기 위해서라도 다른 문제를 잊고 치료에 전념해야 한다는 것은 굳이 의료진과 주위 사람들이 말해주지 않아도 환자가 제일 절실히 안다. 그러나 문제가 눈앞에 보이니 마음과 달리 치료에 집중하기가 힘들기 마련이다.

제네럴일렉트릭GE의 CEO 잭 웰치Jack Welch는 『잭 웰치의 마지막 강의 The Real-Life MBA』에서 리더의 조건으로 문제 해결 능력을 꼽았다. 모든 조직은 반드시 문제를 만나는데, 리더의 문제 대응력과 문제 해결 능력에 따라서 조직의 성패가 갈린다고 말한다. 평생 치열한 생존 경쟁의 한복판에서 일했던 사람의 말이라 더욱 수긍이 된다. 문제 해결 능력은 비단 리더의 몫만은 아니다. 우리 한 사람이 자신의 인생의 주인이라면 우리도 삶을 이끌어가야 하기 때문이다. 크건 작건 현재의 문제를 해결하거나 적절한 대응을 해야 보다 많은 에너지를 암 치료에 투입할 수 있다.

문제를 해결하기 위해서는 먼저 명확한 분석이 필요하다. 문제를 세밀하게 파악하여 정의하면 해결하지 못할 문제는 없다. 실제로 문제가 아닌데 문제라고 느끼거나 걱정이 앞서는 경우도 많다. 스스로 해결 가능한 문제와 도움이 필요한 문제, 단기간 해결이 가능한 문제와 시간이 필요한 문제, 경제적 문제와 정서적 문제 등 구체적으로 정리하여 분류해볼 수 있다.

또한 문제의 원인 분석도 중요하다. 학생이 지각을 했다. 원인은 늦게 일어났기 때문이다. 그러면 다음에는 일찍 일어나도록 모닝콜을 해주면 해결된다. 그러나 늦게 일어난 이유가 늦게 자서, 집에 부모님이 안 계셔서, 두 분이 이

혼을 하셔서, 아버지의 가정 폭력이 있어서 등으로 원인의 원인을 찾아 들어가면 더욱 근본적인 이유를 만나게 된다. 단순히 모닝콜로 해결되지 않는 문제다. 빙산처럼 대부분의 문제에는 더 깊은 원인이 있기 마련이다.

그래서 암 환자의 걱정을 들으면 무엇이 걱정인지 써보기를 권한다. 때로는 진료 시간에 함께 문제를 기록하기도 한다. 그러면 당장에 문제가 해결되지는 않지만 적어도 문제의 원인을 정확히 알고 어떻게 대처해야 하는지를 깨닫는다. 아는 것이 중요하다. 많은 경우에 문제라고 생각한 것이 막연한 걱정과 두려움일 때가 많다. 환경과 다른 사람 때문이라고 생각한 문제의 원인이 사실은 자신의 욕심과 건강하지 못한 표현법이란 것을 알게 된다.

당면한 문제가 있다면 막연히 걱정만 하고 있지는 말자. 외면해서 될 일이 아니다. 적극적으로 문제와 마주 앉아서 대화를 나눠보자. 진짜 문제가 무엇인지? 문제의 원인은 무엇인지? 해결하기 위해서 지금 당장 내가 할 일과 타인에게 부탁해야 할 일은 무엇인지? 문제 해결을 위해서 가장 필요한 것은 무엇인지? 그렇게 문제와 직면하는 것이 시작이다. 시작이 반이다.

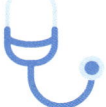

> **Tip**

외모와 자신감의 문제
-미국 방사선종양학과 전문의 길훈종-

제인은 60대 유방암 환자이다. 수술과 수개월에 걸친 항암 치료를 마친 후 방사선 치료를 받기 위해 진료실을 찾았다. 환자 상태를 먼저 체크하는 간호사가 그녀가 너무 우울한 상태에 있고, 질문에 대한 답변도 아주 짧거나 거의 하지 않는다는 귀띔을 해주었다. 수술 후 진료실에서 처음 만난 제인은 조금 들뜨고 옆으로 틀어진 가발을 착용하고 있었으며 사람들과 눈을 마주치기 거부했다. 방사선 치료에 대한 설명과 더불어 그동안의 치료 과정과 일상생활에 대해 물어보니, 유방암 치료를 시작한 후 달라진 외모 특히 탈모로 인해 속상하고, 마음에 드는 가발이 없어 매일 바라보는 거울 속 자신의 모습에 자존감이 떨어져서 친구들과 만나기가 싫다고 했다.

그래서 집 안에만 있게 되고, 입맛도 없어져 밥도 불규칙하게 먹게 되니 늘 기운이 떨어진 상태가 되었다고 한다. 그런 날들이 지속되다 보니 원래의 외향적이고 활발하던 삶으로 다시는 못 돌아갈지도 모른다는 불안감이 크다고 했다. 진료 도중 가발을 벗은 제인은 머리는 약 2~3센티미터 정도로 자라난 백발이었고 마치 헤어젤로 붙여놓은 듯 머리에 찰싹 붙어 있었다. 늘 긴 머리를 해왔던 제인에게 이처럼 짧은 머리는 무척 이질적인 모습이었고, 가족들이 그녀가 속상해할까 봐 제인의 짧은 머리에 대해 아예 아무런 이야기를 안 해주는 것도 섭섭하다고 했다. 진료 중 그런 제인에게 가발 벗은 그녀의 헤어스타일이 그녀 또래의 미국 여배우인 제이미 리 커티스 Jamie Lee Curtis의 시크한 짧은 백발과 닮았는데 굳이 맘에 들지도 않은 가발을 쓰고 다닐 필요가 있느냐고 제안했다.

진료실에서 의외의 제안을 들은 그녀는 거울에 비친 자신의 짧은 백발머리와 스마트폰으로 다운받은 제이미 리 커티스의 사진을 번갈아 비교하며 옅은 미소를 보여주었다. 그날 진료를 마치고 집에 돌아간 후 제인은 유방암 진단받은 후 끊었던 자신의 사회관계망에 그녀의 짧은 백발 사진을 올리며 그동안 소원했던 친구들과 다시 교류를 시작하게 되었고 조금씩 우울함과 불안감에서 벗어나 예전의 활발한 성격을 되찾았다고 한다.
가발들은 모두 자선기관에 기부했다고 한다. 방사선 치료를 무사히 마친 후 몇 년이 지난 최근의 정기방문 follow up visit 때에도 제인은 여전히 짧은 백발을 유지하면서 유방암 재발 없이 활동적인 생활을 하고 있다고 했다. 암 치료 과정에서 생기는 신체의 외적인 변화에 대해 비관하기보다는 긍정적인 마음을 갖는 것이 암 치료 못지않게 중요하다는 것을 제인의 이야기를 통해 다시금 배울 수 있었다.

환자 사례

손주 사랑은 체력만큼

손○○, 58세

유방암 치료 후 내원한 분인데 최근에 살이 많이 빠졌다. 원인 파악을 위해서 몇 가지 질문을 했다. 식사량을 줄였는지 먼저 물었다. 물론 대부분이 식사량을 줄였다고 단시간 내에 3킬로그램 이상 빠지는 경우는 거의 못 보았다. 신체 활동량은 그렇게 변화가 없다고 한다. 그렇다면 치아 문제는 없었는지? 물었다. 틀니를 하거나 임플란트 등을 하는 과정에서 덜 먹어서 3~4킬로그램이 줄어드는 경우를 자주 보았다. 입맛의 변화는 없었는지도 물었으나 딱히 문제가 없다고 한다. 그래서 최근에 시작한 일이 있는지 물었다. 손주가 태어나서 돌보게 되었고 같이 자고 일어나느라 힘들다고 했다. 문제의 원인을 찾았다.

많은 분이 손주를 보고 있다. 어떤 환자는 자신의 몸이 힘들기는 하나 손주를 못 본다고 하는 것도 책임을 회피하는 것 같아 미안하고 스트레스 요인이 된다고 한다. 체력이나 다른 이유 등으로 손주를 돌보지 못해도 응당 미안해하지 않아야 한다. 물론 손주를 돌보는 것이 도리어 삶의 활력소가 되는 경우도 있다. 그렇지만 아이가 활동량이 많은 경우 체력이 달리기도 하고 특히 신생아이거나 잠을 설치는 손주를 데리고 자는 경우에는 더 힘들 수밖에 없다. 그런데 직장을 나가는 자식들이 안타까워서 주중과 주말까지 내내 돌보면 환자인 본인은 쉴 틈도 없다. 병원에 오면 기력 저하, 피로, 체중 감소를 호소하게 된다.

손주를 맡긴 자식은 우선 부모가 아주 힘들게 나이 든 몸을 쓰고 있다는 것을 알았으면 한다. 환자는 손주를 돌보긴 하되 나만의 시간을 가지며, 에너지 재충전을 위한 루틴을 만드는 것 또한 아주 중요하다. 가능하다면 일주일에 한 번 내지 두 번 정도는 꼭 자신만의 시간을 가져야 한다. 부모든 자식이든 서로 도움이 필요하다. 맞벌이 부부인 경우 금요일, 토요일이라도 아이들을 데리고 자면서 환자가 재충전할 수 있는 시간을 주었으면 한다.

PART 3

실천을
지속하다

몸은 노화,
마음은 성장

나의 이야기로 시작해보자. 30대까지는 잠도 잘 자고 출산 후 2주 만에도 일을 나갈 정도로 건강하고 억척스럽게 살았다. 하지만 40대가 되면서 달라졌다. 우선 화가 많아졌다. 사소한 일에도 화가 났다. 여자로 태어나 집안일이 맡겨지고 의사로서 사회생활을 해야 하면서 피로가 쌓이고 너무 힘들었다. 다시 태어날 수 있는 기회가 있어도 그러고 싶지 않을 정도였다. 이렇게 심신이 지친 상태에서 명상을 접했다.

처음에는 책을 보고 따라하는 수준이었다. 명상의 기본적인 동작을 연습했다. 같은 시기에 환자들에게도 명상과 활동이 필요하다는 생각에 학교 체육관에서 국선도 교실을 열었다. 가정의학의 도움을 받아서 심박동 변화를 살피는 연구도 진행했다. 국선도 신체활동과 명상 이후에 심박동 변화를 측정하니 어떤 사람은 마음이 안정되지만 반대로 생각이 복잡해지는 사람도 있었다. 이런 현상을 통해 명상을 제대로 경험하고 공부하기로 마음먹었다. 그래서 티베트 명상 코스를 수료하고 참선도 배웠다. 명상지도자협회의 도움으로 지도자 과정까지 수료했다. 명상에는 다양한 방법이 있기 때문에, 자신에게 맞는 명상법을 배우고 꾸준히 실천하는 게 중요함을 알게 되었다.

2004년에는 자율신경 훈련법 Autogen Training 을 배워서 긴장할 때와 이완이 되었을 때 차이를 알게 되었다. 훈련을 하면서 보다 깊은 이완을 경험하고 즐기게 되었다. 나부터 불안감을 줄이고 여유를 찾는 기회를 얻었다. 불안의 가장 큰 이유는 실수에 대한 두려움이었다. 나도 실수를 할 수 있는 사람이란 사실을 깨닫고 수용함으로써 두려움을 극복했다. 먼저 이완을 경험하여 마음에 여유가 생겼기 때문에 가능한 일이었다. 물론 그동안 쌓인 마음속 깊은 불안이 단번에 사라진 것은 아니다. 꾸준한 명상으로 조금씩 덜어내었다.

어느 날은 갑자기 화를 내는 나 자신을 보게 되었다. 이렇듯 내가 화를 내고 있다는 것을 깨닫는 것이 시작이다. 깨달음은 생각의 기회를 만들었고, '남이 내 뜻대로 움직이지 않는다'는 것이 내가 화나는 이유임을 알게 되었다. 나 자신도 바꾸지 못하면서 다른 사람을 바꾸려다가 뜻대로 되지 않으니 화가 났던 것이다. 이런 생각으로 마음에 여유 공간을 만드니 화도 저절로 줄어들었다. 이렇게 마음공부를 하면서 내 감정을 조절하고 다른 사람의 마음도 이해하게 되었다. 오늘이 내 인생에서 가장 젊은 날이라는 생각으로 감사하며 살게 된 것은 이러한 마음공부의 덕이다.

환갑이 넘어서도 한 주 한 주를 매우 바쁘게 살면서 외래 진료가 없는 금요일을 기다리는 자신을 발견했다. 일주일이 아주 빠르게 지난다는 사실을 문득 알아차렸다. 같은 병원 임상심리학과 조선미 교수의 말이 생각났다. 아이들은 매 순간을 즐겨서 하루가 길고 시간이 천천히 지나가는 것처럼 느껴진다고 했다. 어린이에게는 순간이 중요하기 때문에 '일어나서 밥 먹으라'고 말하는 것보다 '일어나서 이 닦고 세수하고 밥 먹자'고 해야 한다. 어른은 반대다. 주부의 경우 아침 먹고 점심 차리고 곧 다시 저녁 식사를 준비한다고 생각하니 하루가 너무 빠르게 지난다.

조선미 교수의 말이 생각나면서 내가 시간을 잘게 쪼개지 않고 뭉텅이로 쓰고 있다는 것을 알았다. 1년을 52주로 사니까 시간이 빠르게 지나는 것이다. 그래서 2년 전부터는 365일을 살기로 마음먹었다. 하루하루를 알차게 계획하고 살자고 말이다. 그래서인지 환경이 달라진 것은 별로 없는데 시간이 이전보다 길게 느껴진다. 환갑을 맞이한 한 해는 모든 여행을 환갑 기념이라 생각하고 다녔고 지난해는 지인의 좋은 아이디어를 직접 실행해보았다. 은퇴 기념으로 그동안 고마웠던 사람을 만나는 자리를 가졌는데 코로나19로 작은 모임을 자주 가지는 방식이었고 개인적으로 감사의 마음을 전했다.

마음이 이렇게 감사함으로 풍성해졌다고 영원히 사는 것은 아니다. 몸은 노화가 온다. 40대 중반부터 노안이 시작되어 다초점 안경을 쓴 이후로 노화가 본격화됨을 느낄 수 있었다. 완경 직전에는 치아 여덟 개가 한꺼번에 무너져 내렸다. 이때부터 신체 노화 속도가 빨라지는 것을 직감했다. 40대 후반 완경이 시작된 후에는 기력 저하도 심해지고 불면증과 감정 기복의 문제로 힘들었다. 10분 이상 산에 오를 힘도 없었고 몸의 위와 아래가 분리된 듯한 느낌마저 들었다. 몸이 시려서 철제 가구에 닿는 것조차 몸서리쳤다. 항암을 받았거나 나이가 든 환자들이 이해가 될 정도로 몸이 차고 목을 돌리면 냉동고에서 꺼낸 고기를 분

리할 때 들리는 '우지끈' 하는 소리가 들린다. 근육이 그만큼 잘 굳는다.

노화이기는 하지만 왜 이렇게 급격한 체력 저하가 왔는지 원인을 생각했다. 가장 큰 원인은 40대에 열정만 믿고 몸 관리 없이 무리했기 때문이라는 생각이 가장 먼저 들었다. 그때 브레이크 없이 속력을 낸 것이 이제 탈이 난 것이다. 산후 조리를 제대로 하지 않은 것도 문제였다. 미국인들처럼 산후 조리도 하지 않고 회복할 시간도 가지지 않았다. 내가 겪어서인지 지금은 산후 조리를 강조하고 잘 쉴 것을 꼭 권한다. 이렇듯 쉼과 여유는 매우 중요하다. 가끔은 이렇게 노화로 내가 겪은 증상들이 환자들이 항암으로 겪는 증세의 고통을 공감하는 데 도움이 된다. 공감이 되니 진심으로 격려할 수 있다. 체험하지 않고 머리로만 생각하면 환자에게 마음이 전달되지 않는다. 환자의 실망만 쌓인다.

지난봄에는 왼편 팔 위쪽이 한 줄로 아프기 시작했다. 처음에는 대수롭지 않게 여겼지만 점점 팔이 안 올라가고 뒤로 못 돌려서 재활의학과를 갔다. 결과는 오십견이었다. 아파서 잠이 깰 정도가 되어서야 찾아갔으니 병을 키운 셈이다. 늦게 찾아간 대가로 회복에 1년이 걸렸다. 근육이 말려 들어간다는 말도 처음 들었고 단순히 어깨 관절의 문제가 아닌 생활 습관의 문제라는 것을 알았다. 주로 앉아서 일하며 상체, 특히 옆구리 근육을 전혀 쓰지 않고 있다는 것을 깨닫는 기회였다. 근육을 스트레칭하고 안 쓰는 견갑골 주변의 근육을 올려주는 운동을 하면서 점차 나아졌다.

이제는 환자들이 약간의 불편함을 호소해도 빠른 재활을 추천한다. 이전에도 태극권에서 상체를 쓰는 법을 배웠으나 별달리 중요하게 생각하지 않았다. 상체 옆구리 근육만 올려도 숨을 더 편하게 쉴 수 있는데 말이다. 대부분 걷기와 같은 하체 위주의 운동을 한다. 오십견이 나으니 이제는 오른편 팔꿈치 아래 근육이 시큰거리고 아프다. 스포츠센터 전문가에게 물으니 이두박근을 키워야 한다고 했다. 상완의 근육이 부족한데 팔꿈치 아래 근육만 늘리면서 하루 종일 컴퓨터 작업을 하기 때문이었다.

노화는 누구도 피하지 못한다. 평소에 무리하지 말고 바른 자세로 꾸준히 몸을 움직이는 게 최선이다. 무엇보다 중요한 것은 마음가짐이다. 몸이 늙는다고 마음도 늙는 건 아니다. 오히려 마음은 더욱 풍성해질 수 있다. 내 경우에는 마음이 편안해지면서 머리도 맑아지고 일의 효율도 높아졌다. 그 전에는 많은 일이 겹치면 머릿속이 텅 빈 듯, 아니면 신경회로가 과부하 걸린 듯하여서 일단 쉬어야 했다. 마음이 편해지니 내 자신만 좋은 게 아니라 여유가 생겨 주변 사람을 더 잘 챙기고 감사하는 마음이 더해진다. 그래서 내가 경험한 것을 혼자들에게 전하는 것이다. 몸은 늙지만 마음은 성장한다.

정기적인 운동으로 산에 더 잘 오르게 되었다. 그런데 2년 전 아침에도 붓는 다리를 보면서 순환이 잘 안 되는 것을 감지했다. 이제는 매일 아침 아니면 늦게라도 계단을 오르든지 태극권에서 배운 자세를 하든지 운동을 꼬박꼬박한다. 그래야 몸이 순환되고 근육이 굳는 느낌도 덜하다. 나이가 들면서 왜 걷기 등의 유산소 운동 이외에도 스트레칭을 해야 하는지, 더불어 대사량을 유지하고 곧은 자세를 위해 근력 운동도 필요한지를 절실하게 느끼고 있다.

이렇게 그동안의 내 생활 변화와 노화의 기록을 전하는 이유가 있다. 앞에서 살펴본 대로 암을 제대로 알고 실천하는 것은 매우 중요한 일이다. 아무리 진단과 치료 기술이 좋아져서 암 생존율이 높아져도 암은 가벼운 질병이 아니다.

생과 사를 생각하게 하는, 일생에서 흔치 않는 사건이다. 진단과 동시에 오히려 과할 정도의 정보를 습득하고, 이전의 생활을 반성하며 건강한 삶을 위한 실천을 다짐한다.

문제는 얼마나 지속하느냐이다. 화장실 들어갈 때와 나올 때가 다르듯이 수술 후 이전의 다짐은 사라지기가 쉬워서, 내가 만난 대부분의 환자들이 1년이 지나면 초심을 잃고 느슨하게 대충 먹으며 신체 활동도 적게 한다. 다시 원래의 나쁜 생활 습관으로 돌아간다. 특히 진단 후 5년이 지나면서 국가에서 하는 중증환자 예우가 끝나면 다 나은 듯이 지켜야 할 습관들을 잊는다.

핵심은 내 몸의 변화를 알아차리고 받아들이고 지속적으로 건강한 삶의 약속을 실천하는 것이다. 자신의 나이와 신체에 맞게 행동해야 한다. 암도 마찬가지다. 지나치게 경계하는 것도 문제지만 아무렇지 않게 생활하는 것도 곤란하다. 암을 알고 실천의 다짐을 했다면, 잊지 말자. 잊어야 할 것은 빨리 잊더라도, 잊지 말아야 할 것은 꼭 기억하는 게 지혜다.

선배에게 배우는
지혜

요즘은 인터넷으로 찾을 수 있는 정보가 많고 핸드폰만 가지고 있어도 길 찾기가 쉽다. 과거에는 차마다 지도책이 하나씩 있었다. 고속도로를 빠져 나와 처음 가는 길에서는 갓길에 차를 세우고 지도를 보곤 했다. 지금이야 대문 앞까지 내비게이션이 알려주지만 말이다. 등산을 가도 핸드폰으로 정확하게 위치를 파악한다. 어느 정도 올랐고 얼마나 더 오르면 되는지 알 수 있다.

그러나 부족한 게 있다. 처음 올라가는 산이라면 아무리 핸드폰이 정보를 알려줘도 얼마나 힘이 드는지 중간에 어떤 어려움이 있는지 모른다. 숫자가 모든 것을 말해주지 못한다. 그런 때에 가장 좋은 방법은 하산하는 다른 등산객에게 묻는 것이다. 경험 많고 친절한 사람이라면 어디에서 쉬어야 하는지, 무엇을 조심해야 하는지 꼭 필요한 살아있는 정보를 알려준다.

암도 마찬가지다. 암에 대한 각종 정보가 넘쳐나지만,

하산하는 등산객처럼 먼저 경험한 선배 암 환자가 전해줄 수 있는 생생한 정보가 무척이나 유용하다. 물론 어떤 정보에도 오류가 있을 수 있기 때문에 선배 암 환자의 경험에도 잘못된 정보가 있을 수 있다. 또한 어떤 사람의 특수한 경험이 모든 사람에게 일반적으로 적용될 수 없으며, 성급한 일반화야말로 위험한 일이 되기도 한다. 하지만 이런 위험을 미리 알고 자신의 상황에 맞게 선별해서 듣는다면 선배 암 환자는 매우 훌륭한 정보원이 된다. 연구 보고서와 인터넷 자료로는 얻지 못하는 위로와 격려를 얻는다는 장점도 있다. 선배의 말에 귀 기울여보자.

두 번째 삶의 행운과 기회

저는 암이 어떠한 병인지, 내가 직접 진단받기 전까지 살아오면서 단 한 번도 생각해본 적이 없었습니다. 내가 그래왔듯이 수많은 평범한 사람은 암이라는 병이 자신에게는 찾아오지 않을 것이라고 생각하며 살고 있을 것입니다. 의학이 많이 발전하여 암도 치료하면 나을 수 있다는 인식이 많이 확산되었지만, 맨 처음 암을 진단받고 저는 완치보다는 불치병, 죽음과 같은 부정적인 단어가 먼저 떠올랐습니다.

많은 암 환자가 처음 진단을 받았을 때 많이 놀랍니다. 제 경우에도 그랬습니다. 세 살 딸과 이제 갓 태어난 둘째를 보며 평범한 생활을 하고 있던 중에 병이 느닷없이 찾아왔기에 더욱 놀랐고 앞이 막막했습니다. 처음 암이 의심된다는 작은 병원의 의사 선생님의 소견서를 들고, 대학병원에서 각종 검사를 받은 후 정확한 암 진단명을 알게 될 때까지, 극심한 불안감에 일상생활을 꾸릴 수가 없었습니다. 그리고 림프종 진단을 받았을 때는 막연한 두려움 때문에 절망의 끝을 경험했습니다.

이러한 절망, 불안, 두려움을 극복할 수 있는 방법을 생각했습니다. 주치의 선생님의 치료 방향을 잘 이해하고, 완치될 수 있다는 믿음을 갖고, 열심히 치료를 받는 수밖에 없다는 생각이 머릿속으로 들어왔습니다. 인간에게 찾아오는 병은 의지에 따라 피해 가거나 선택할 수 있는 게 아니란 것을, 인간의 나약함을 깨달았습니다. 교수님의 치료 계획에 따라 열심히 치료에 임하면서 절망, 불안, 두려움이 조금씩 줄어들었습니다. 다행히 수술은 잘되었지만 이후 7개월간의 항암 치료 과정에서 겪은 육체적, 정신적 고통은 지금 생각해도 강력합니다.

항암 치료를 받던 중에 사촌 동생이 췌장암 진단을 받았다는 소식을 접했습니다. 동생은 1년 전에 결혼하여 신혼 생활 중이어서 더욱 충격이 컸습니다. 항암 치료의 고통은 말로 다 설명할 수 없습니다. 설명을 한다 해도 경험하지 못한 사람은 이해하지 못합니다. 가족의 위로도 멀게 느껴졌습니다. 오직 췌장암 진단을 받은 동생과 대화가 통했고 서로의 어려움을 이해했습니다.

항암 치료가 끝날 때 동생은 축하의 말을 전하며 '나도 곧 끝나겠지' 희망과 의지를 보였습니다. 저는 나만 끝났다는 생각에 미안한 마음이 들지 않을 수 없었습니다. 그렇게 서로를 위로하고 응원했는데 결국 동생은 6개월 뒤 세상을 떠났습니다. 나보다는 더디지만 치료가 잘될 것이라는 희망이 컸기에 그 충격은 이루 말할 수가 없었습니다. 더 자주 만나 공감해주지 못한 게 미안하고, 내가 동생처럼 될 수도 있었겠다는 복잡한 마음이 들었습니다.

회사에서도 다른 직원의 암 투병 사실을 알게 되면 걱정이 많이 되고 옛 기억이 되살아나서 일이 손에 잡히지 않곤 합니다. 잘 모르는 동료인데도 내 경험이 되살아나서 신경이 많이 쓰입니다. 이럴 때면 '나는 암에서 평생 못 벗어나겠구나'라는 부정적인 생각이 제 마음 깊이 있다는 것을 발견합니다. 좋게 생각하면 이런 경험이 꾸준히 건강 관리를 할 수 있는 동기 부여가 되는데, 또 한편으로는 경험할 필요 없는 이런 고통을 내가 왜 겪었을까라는 생각이 놓아지지 않습니다. 가끔 여섯 살 딸과 네 살 아들의 노는 모습을 보면 어떤 감정이 울컥 올라올 때가 있습니다. 아이들을 다시는 못 볼 수도 있었겠다는 쓸데없는 생각에 사로잡혀서 그렇습니다. 이런 생각하지 말아야지 결심하지만, 100% 장담은 못 합니다.

하지만 긍정적 마음가짐을 가지려고 항상 노력을 기울이고 있습니다. 내가 암 진단을 받았었다는 소식을 들은 주변의 친구들은 다양한 반응을 보였는데, 대부분의 친구들이 진심 어린 위로와 앞으로의 희망에 관해 이야기해주었습니다. 한 친구는 나에게 "암 치료가 끝난 후 생각, 인생관이 바뀐 것이 있어?"라고 질문하기도 했습니다. 처음 듣는 질문이었지만 그동안 머릿속으로 생각했던 것이라서 바로 대답할 수 있었습니다. 과거에는 회사에서 맡은 업무에 충실히 임하려고 노력했고, 가정에서는 가장으로서 책임을 다하려 애썼습니다. 그런데 그런 노력을 하다 보니 어느새 이기적이고 부정적인 성격이 되었음을 부인할 수 없습니다. 하지만 치료가 끝나고 사회에 복귀해서는 이러한 성격을 최대한 긍정적으로 바꾸고 주변을 배려하겠다는 마음가짐으로 확실히 변했습니다.

목표를 달성하고 싶어 이기적인 생각이 들 때, 내가 조금만 배려한다면 어떨지를 생각합니다. 과거처럼 이기적으로 행동한들 내가 없어진다면 아무 소용이 없다는 것을 생각합니다. 내가 배려한 사람이 설사 나의 행동을 몰라줘도 긍정적 영향이 반드시 있으리라 생각합니다. 몰라줘도 나는 알기 때문에 그것만으로도 좋은 생각이라 믿습니다. 암 치료 후의 올바른 식습관, 적당한 운동과 이런 긍정적 사고가 재발의 두려움을 없애준다고 생각합니다. 실제로 회사에 복귀해서도 이런 마음으로 이전보다 더욱 적극적이고 활기차게 회사 생활을 합니다.

 이런 저의 모습에 회사 동료가 "인생 뭐 있냐? 열심히 치료해서 몸 건강해졌으니 술 한잔하자"라고 권하는 경우가 있습니다. 내가 그렇게 보일 정도로 건강해졌다는 좋은 말로도 들리지만, 다시 한번 건강의 소중함을 생각합니다. 또한 그런 말을 하는 동료에게 술 줄이고 금연을 권하면서 항암 치료의 경험담을 가볍게 들려줍니다. 나도 암에 걸릴 줄 몰랐다고, 누구도 건강을 자신하면 안 된다고 힘주어 말합니다. 저는 원래 흡연은 안 했지만 과음을 종종 했습니다. 하지만 치료 후에는 금주의 원칙을 세우고 지금까지 지키고 있습니다. 가끔은 음식 조절을 못하고 운동을 멀리하는 생활 패턴이 이어질 때가 있는데, 6개월마다 돌아오는 정기 검진에 다시 다짐을 합니다.

 암을 경험하면서 어떻게 극복하고, 어떻게 살아야 하는지를 고민했지만 생각만큼은 실천하지 못했습니다. 건강을 위해서는 많은 것이 필요합니다. 물론 모든 것을 하지는 못합니다. 내가 지금 당장 할 수 있는 작은 행동부터 실천하자고 다짐했습니다. 긍정적인 생각과 배려하는 여유를 가지면 자연스럽게 이겨내리라 믿습니다. 특히 암 치료와 고통의 기억에 갇혀 있으면 과거에서 벗어나지 못할 것이라 생각합니다. 앞으로 살아갈 날을 생각합니다. 두 번째 삶의 행운과 기회를 불안감으로 놓치지 않을 것입니다.

___ Dr. 전미선

환자분의 글에서 따뜻한 시선과 다짐이 느껴집니다. 췌장암 진단을 받은 사촌 동생의 이야기에 공감이 갑니다. 가난한 사람의 마음은 가난을 겪은 사람만이 안다고 합니다. 가족이 아파하는 환자를 보면서 함께 아파합니다. 그러나 환자의 고통과 불안과 아픔을 온전히 이해하지는 못합니다. 그래서 췌장암 진단을 받은 사촌 동생과 그렇게도 많은 이야기를 나누고 심적으로 의지했을 것입니다. 그러니 사촌 동생의 죽음은 몇 배 더 큰 아픔이 되었으리라 짐작됩니다. 실제로도 암 환자들이 동료 암 환자의 죽음에 큰 아픔을 경험합니다. 그만큼 의지하고 힘이 되었다는 의미이기도 합니다.

환자분은 부정적인 생각이 들 때마다 다시 마음을 잡는다고 했지만 사실 혼자서는 쉽지 않은 일입니다. 그럴 때마다 함께 격려하고 마음을 나눌 동료를 포함한 지지체계가 있다면 큰 힘이 됩니다. 설사 매번 했던 다짐이 무너지고 실천의 약속을 지키지 못하더라도 좋은 관계를 바탕으로 다시 일어설 힘이 생기기 때문입니다. 다른 동료를 보며 동기 부여가 되는 것도 물론입니다. 뭐든지 처음이 어렵습니다. 조금만 용기를 내어서 다른 암 환자에게 손을 내밀어보십시오. 시작이 반입니다.

남겨진 가족에 대한 생각의 변화

가족에 대한 걱정을 조금이나마 내려놓을 수 있는 일이 있었습니다. 제가 항암 치료를 받고 컨디션이 좋지 않은 날 여동생, 남동생, 부모님이 함께 모였습니다. 저는 컨디션이 좋지 않아서 실내에 있다가 우연히 뒷마당에 있는 CCTV를 봤습니다. 화면에는 고기를 구워 먹는 가족의 모습이 보였습니다. 화면 가득히 즐거운 모습이었습니다. 조카들은 신나서 뛰어다니고, 가족들은 무슨 이야기를 하는지 웃고 신나 보였습니다. 그 순간 그 모습이 좋아 보이면서도 마음속에 섭섭함과 서글픈 감정이 생겼습니다. 여러 가지 복합적인 감정이었습니다.

'뭐야, 난 이렇게 아픈데 자기들끼리 신났네, 고기도 구워 먹고.'

제가 항암 치료를 받은 걸 알면서도 누구 하나 "괜찮냐"고 전화도 없던 기억이 떠올랐습니다. 역시 긴병에 효자 없다는 생각이 들었습니다. 그동안은 제가 떠나고 나면 남겨질 가족들의 슬픔과 상실감을 걱정하면서 종종 눈물을 흘렸습니다. 그런데 그날 CCTV 속 모습을 보면서 그런 걱정을 많이 내려놓게 되었습니다. 내가 없으면 한동안은 힘들고 문득문득 저를 그리워하고 허전하겠지만, 가족들은 그러면서 그들의 삶을 살겠구나 생각이 들었습니다. 가정을 이루고 아이들을 키우고 손주들의 재롱을 보면서 하루를 충실히 살겠거니 싶었습니다.

이런 생각이 들면서 내가 원하는 건 남겨질 가족들의 행복이니까 저런 모습을 보면서 섭섭해 할 이유가 없다는 것을 깨달았습니다. 걱정하지 않아도 되고요. 그렇게 생각하니 마음이 편해졌습니다. 그리고 제가 앞으로 할 일은 가족들을 향한 사랑을 속으로만 생각하지 말고 마음껏 표현하는 것이라 생각했습니다. 나는 사라지는 게 아니고 가족들 마음에 기억으로 존재할 수 있다는 생각에 감사할 수 있었습니다.

___ Dr. 전미선

암 환자의 가장 큰 걱정은 대부분 자신이 아니고 가족입니다. 아빠는 아내와 자녀를 걱정합니다. 자녀는 부모님을 걱정합니다. 우리 삶의 시작이 가족이었으니 당연한 일입니다. 문제는 사랑이 지나치면 집착이 되는 것처럼, 가족을 향한 걱정이 크면 부정적인 정서도 커지겠지요. 환자분도 그랬습니다. 가족들의 고기 구워 먹는 모습에 섭섭한 마음이 들었고 과거의 감정까지 더해져서 속상하고 슬퍼졌습니다. 그러다가 '내가 원하는 건 남겨질 가족들의 행복이니까 저런 모습을 보면서 섭섭해할 이유가 없다'고 깨닫고 마음이 편해졌습니다. 설사 내가 죽더라도 나는 사라지는 게 아니라 가족들의 마음에 존재한다는 감사까지 더해졌습니다.

환자분의 섭섭한 마음이 어떻게 이런 깨달음으로 변했을까요? 답은 CCTV에 있습니다. 한 걸음 떨어져서 보니까 솟구쳤던 감정이 가라앉아 차분히 생각할 시간이 주어졌기 때문입니다. 만약에 고기 구워 먹는 곳에 같이 있었다면 이런 깨달음을 얻기가 쉽지 않습니다. 오히려 격한 감정을 발산해서 싸움이 되거나 2차로 후회의 감정이 들어 괴로웠을 것입니다. 가족 걱정이 커질 때 환자분의 CCTV를 떠올리면서 한 걸음 뒤에서 생각하면 좋겠습니다. 떨어져서 봐야 보이는 아름다운 풍경이 있습니다.

감사로 바뀐 일상

어느 암 환자 분이 하루에 '감사합니다'를 만 번 말하고 어느 순간 몸에 있던 암이 다 사라졌다는 글을 본 적이 있습니다. 그 이야기가 사실이든 아니든 '감사합니다'라는 말에는 힘이 있다고 생각합니다. 7년간 암 환자로 살면서 제가 가장 많이 중얼거리는 말도 '감사합니다'입니다. 제가 암이 전이 되기 전 1년을 제외하고 항암을 6년간 하고 있는데 그동안 독한 항암 약을 먹고 주사를 맞으면서도 정말 힘들었던 몇 달을 제외하고는 늘 감사하면서 항암을 했습니다. 혈액 수치가 잘 나와서, 한 번에 간호사 선생님께서 주사를 잘 연결해주셔서, 편하게 침대에 누워서 치료를 할 수 있어서 늘 속으로 '감사합니다'를 중얼거렸습니다.

아직도 치료 중이고 좋은 상황도 아니면서 뭐가 감사하냐고 말할 수도 있습니다. 그러나 저는 더 나빠질 수도 있었는데 그나마 이렇게 제 몸을 스스로 움직일 수 있고, 부작용이 적고, 일상을 살아갈 수 있는 것도 모두 감사의 힘이라고 생각합니다. 요즘 제가 새롭게 더한 말은 '안녕하세요. 고맙습니다. 덕분입니다.'입니다. 이렇게 건네는 짧은 인사가 따뜻한 사랑으로 돌아오는 경험을 합니다.

제가 요양병원에서 지내는데 청소해주시는 여사님들과 간호사 선생님들, 식사를 배급해주시는 분들에게 늘 고마움을 말로 전했습니다. 그런데 '안녕하세요. 감사합니다. 덕분입니다.'라는 짧은 말로 제 마음이 전달되었는지 그 뒤로 일상이 조금 더 따뜻하게 바뀌었습니다. 그분들이 간식과 반찬을 더 잘 챙겨주시고, 불편한 것은 없는지 들여다봐주시고, 따뜻하게 안부를 물어보고 항상 웃는 얼굴로 대해주십니다.

그래서 제가 느낀 건 사람과 사람 사이에 오가는 작은 감사의 표현이 큰 위로가 된다는 사실입니다. 또 이런 일도 있었습니다. 유튜브를 보다가 어느 분이 올린 영상에 제가 암 환자임을 밝히고 댓글을 달았습니다. 댓글을 달고 잊고 살았는데 어느 날 알림이 떠서 봤더니 제가 쓴 댓글에 다시 댓글이 달렸습니다. 여든 개가 넘는 댓글이요. 모두들 제 상황을 마음 아파하시고 좋은 글귀와 기도, 위로의 말을 남겨주셨습니다. 수개월 전에 올린 글인데 아직도 댓글이 이어지고 있습니다.

저를 알지도 못하는 사람들이 건네는 따뜻한 말과 기도

가 너무 감사하고 글들을 읽을 때마다 따뜻한 감정을 느낍니다. 그리고 내가 이렇게 사랑받고 있구나 생각합니다. 잠깐 스치는 인연일지라도 제게는 필요한 따뜻한 마음이니 감사히 여기고 있습니다. 마찬가지로 제가 느끼는 감사도 다른 사람에게 작은 온기로 전달되겠구나 하고 생각합니다. 더욱 감사하게 되는 이유입니다.

Dr. 전미선

감사의 힘을 경험하며 살고 있는 환자분에게 박수를 보냅니다. 감사로 표현하는 긍정적인 자세는 치료에도 큰 힘이 됩니다. 연구로도 확인된 사실입니다. 물론 암을 진단받고 힘든 치료 과정을 겪으면 감사가 어울리지 않는 단어라고 생각되기도 합니다. 감사할 상황이 되어야 감사를 해야지 억지로 할 수 없다고 말합니다. 맞는 말입니다. 그러나 바꿔서 생각해볼 필요가 있습니다. 감사하기 좋은 때만 기다리면 평생 감사하기 힘들지도 모릅니다.

인생은 해석이란 말이 있습니다. 빨간색 렌즈를 끼면 세상이 온통 붉게 보이는 법입니다. 세상을 있는 그대로 본다는 말은 이상적이지만 사실이 될 수는 없습니다. 사람은 자신의 경험, 기질, 환경, 바람으로 세상을 봅니다. 차를 살 때가 되면 차가 눈에 들어오고, 원피스를 사고 싶으면 거리에 그 많은 사람 중에서도 원피스 입은 사람이 눈에 들어옵니다. 감사의 렌즈를 끼어야 하는 이유입니다.

감사는 또 다른 감사로 이어집니다. 누군가에게는 감옥 같을 요양원이 환자분에게는 감사의 학교가 되는 것처럼 말입니다. 대단한 결심을 하지 말고 오늘 가족에게 전해봅시다. 하와이 원주민들은 전통적인 치유법으로 "미안합니다. 용서하세요. 고맙습니다. 사랑합니다."를 반복한다고 합니다. 어렵지 않게 마음에 평안을 얻는 방법입니다. 한번 실천해 보세요.

명상, 지금에 충실하기

명상을 매일은 아니지만 꾸준히 해왔습니다. 심신 이완과 통증 완화, 생명 연장에 도움을 준다는 연구 결과는 알고 있었습니다. 2~3개월의 여명이라는 것을 들은 뒤에 많은 생각과 감정이 들었습니다. 그동안 이루지 못했던 것, 삶에 대한 미련, 집착, 가족들에 대한 미안함으로 마음이 복잡했습니다. 시간이 얼마 없다는 조급함이 더해져서 마음이 많이 힘들었습니다.

그런 생각과 마음을 명상으로 치유했습니다. 여러 가지 명상 방법으로 묵은 감정의 해소, 몸과 나라는 존재에 대한 집착을 내려놓게 되었습니다. 그때부터 진정한 치유가 조금씩 시작되었습니다. 뇌 전이로 인해 항암을 일곱 번 받았지만 차도가 없었고 급격한 체력 저하로 더 이상 치료를 받지 못하는 상황까지 왔습니다. 그때도 명상으로 해묵은 감정의 찌꺼기들을 비우고 나 자신과 또 상처를 준 이들을 용서했습니다.

명상을 하면서 특별한 경험도 했습니다. 명상 중에 자유롭게 하늘을 날고 우주와 하나 되는 감정을 느꼈습니다.

제 몸이 사라져서 어떤 통증과 심리적 고통도 느끼지 않는 경험이었습니다. 물론 명상만으로 완전히 통증, 두려움, 슬픔에서 벗어난 것은 아닙니다. 앞으로도 또 다른 통증, 두려움, 슬픔을 겪을 것입니다. 다만 예전과 달리 조금 더 빨리 그런 고통에서 벗어날 수 있다는 믿음이 있을 따름입니다.

나는 혼자이지만 혼자가 아니라는 믿음, 우리가 모두 사랑으로 연결되었다는 믿음이 저를 단단히 받쳐줍니다. 명상을 하면서 가슴에 새기는 말이 있습니다. '마음을 내되 결과에 집착하지 말고 순리에 내맡기자.' 반드시 좋아져야 한다는 집착은 불안과 두려움만 키웁니다. 그렇다고 내맡긴다는 말이 포기와 무기력을 말하지는 않습니다. 내게 주어진 삶을 충실히 살면서 미련과 걱정을 버리는 것입니다. 그러면 내게 필요한 인연과 일들은 언젠가 일어난다고 생각합니다. 저의 삶은 지금 이 자체로 온전하고, 우주는 사랑으로 가득 찼다고 감사하는 이유입니다.

Dr. 전미선

명상의 치료 효과는 연구 결과로도 확인되었습니다. 명상의 발원지인 동양보다 서양에서 오히려 더 많이 인정받고 활용하는 추세입니다. 꼭 치료가 아니어도 명상으로 마음을 편하게 유지하고 감정을 다스리는 효과는 매우 큽니다. 명상으로 몸과 마음에 집중하는 훈련은 자신의 생각과 감정을 알아차리는 좋은 방법입니다. 우리 자신을 모르면 끝없는 나락으로 추락하거나 브레이크 없는 자동차처럼 폭주하게 됩니다.

명상에는 여러 가지 방법이 있습니다. 환자분은 명상 중에 자유롭게 하늘을 날고 우주와 하나 되는 감정을 느끼며 고통에서 벗어나는 경험을 했습니다. 많은 훈련과 경험이 있기 때문입니다. 모든 사람이 그럴 수는 없습니다. 각자 자신에게 맞는 방법과 수준으로 실천하면 됩니다. 어렵게 생각하지 말고 호흡에 집중해보는 것으로도 좋은 시작이 됩니다. 경험이 제일 좋은 공부입니다.

취미 생활의 힘

충격적인 진단을 받았습니다. 2~3개월, 길어야 5개월의 시간이 남았다는 말이었습니다. 얼마나 충격이 컸던지 한동안은 아무 일도 하지 못했습니다. 무엇인가를 해야겠다는 생각조차 들지 않았습니다. 어차피 새롭게 무엇인가를 해도 얼마 하지 못하리란 생각이었습니다.

그러다 우연히 취미로 그림을 그리는 유튜브 채널을 봤습니다. 호기심에 한번 해볼까 싶은 생각이 들었습니다. 다른 유튜브 채널을 찾아보니 기초부터 가르쳐주는 곳이 많았습니다. 그래서 영상을 보면서 조금씩 따라 그리기 시작했습니다. 그리다 보니 사랑하는 조카들 사진을 귀엽게 그림으로 그려보고 싶었습니다. 가족들에게 선물하면 나중에라도 추억이 되겠다는 생각이 들었습니다. 그런 목표가 생기니 유튜브 강의도 재미있고 그리는 시간이 즐거웠습니다. 하루하루 시간 가는 게 아까울 정도로 집중하게 되었습니다.

주위에 죽음을 기다리듯이 그냥 시간을 보내는 분들이 있습니다. 남은 시간을 가족만을 위해서 사용하는 분들도 많았습니다. 4기 환자분들 중에는 시간이 없고, 돈이 없고, 소질이 없고 등등의 이유로 나중에 덜 아프면 취미를 갖겠다는 분들도 있습니다. 사실 이전에 제가 그랬습니다. 그런데 관심이 생기니 달라졌습니다. 관심만 있다면 최소한의 비용으로 시작할 수 있는 방법도 많았습니다. 꼭 그림 그리기가 아니어도 하루에 30분씩이라도 자신만을 위한 시간을 가지면 좋겠습니다. 처음에 작은 목표부터 세우고 그것을 이루면 성취감도 생기고 삶의 활력도 더해집니다. 저와 같은 4기 환자들도 그런 뜻에서 꼭 자신을 위한 취미 생활을 가지면 좋겠습니다.

___ Dr. 전미선

행복은 구체적으로 정의될수록 풍성해집니다. 가족과 있어서 행복하다는 말보다는 가족과 캠핑 가서 라면 끓여 먹을 때가 행복하다고 구체적으로 떠올려야 좋습니다. 행복한 사람의 특징은 자신이 좋아하는 것이 분명하고 구체적이라는 것입니다. 음악을 좋아한다고 말하지 않고 1980년대 발라드를 들으며 커피 마시는 것을 좋아한다고 말합니다.

취미는 그런 의미에서 행복을 만드는 좋은 방법입니다. 내가 좋아하는 것에 시간을 쓰면 좋은 감정을 누리고 일상에 활력이 생깁니다. 5

개월의 여명을 들었던 환자분의 구기력한 일상이 활력 있게 변한 이유입니다. 엄청난 일을 시도한 것이 아닙니다. 우연히 봤던 유튜브가 시작이었습니다. 영상을 보면서 그림을 그려보니 재미있었고 조카들에게 선물하고 싶다는 작은 목표가 생겼습니다. 일상에 작은 활력이 생기니 긍정적인 생각을 하고 다른 목표도 세우게 되었습니다. 연세대 서은국 교수는 변화를 위해서는 긍정적인 정서와 여유가 있어야 한다고 강조합니다. 취미는 부정적인 생각으로 가득 찬 마음에 여유의 공간을 만드는 좋은 방법입니다. 어렵게 생각하지 말고 시작해봅시다.

고맙습니다, 사랑합니다

25년 전의 오래된 일입니다. 자궁근종이 발견되어 제거하기 위해서 입원을 했습니다. 같은 병실에 암 환자로 보이는 분이 있었습니다. 무슨 전염병 환자처럼 경계하게 되었습니다. 간호사에게 암 환자와 같이 병실을 사용하고 있는지 물어볼 정도였습니다. 그런데 몇 년 후 내가 암 환자가 되었습니다. 생각지도 못하고 전염병처럼 나쁘게 생각하던 일이 내게 벌어졌습니다. 다행히 초기여서 치료가 잘되었습니다. 항암을 했지만 머리카락도 별로 빠지지 않아서 주변 사람들도 몰랐습니다. '암 별거 아니네' 생각하고 순진하게 이후의 시간을 흘려보냈습니다.

그렇게 별문제 없이 에어로빅도 하며 신나게 살았는데, 7년째 되던 해에 전이가 되었습니다. 큰아이가 고3이 되던 해였습니다. 남편은 회사 일도 제쳐두고 내 치료에 힘을 쏟았습니다. 책을 사고 의학 사전을 뒤지며 정말로 눈물겹게 애를 많이 썼습니다. 남편이 이렇게 애를 쓰는 데 나도 가만히 있을 수는 없었습니다. 고3 아들을 깨워 새벽 밥을 먹이고서는 매일 새벽 미사를 갔습니다. 기도하고 마음을 다졌습니다. 치료도 열심히 받았고 산을 오르며 관리에 최선을 다했습니다.

노력을 한다고 해서 몸이 내 마음대로 되는 건 아니었습니다. 방사선 치료를 받고 항암받던 날을 기억합니다. 폐에 물이 차서 응급실에 실려 가고 입원을 한 일도 있었습니다. 그래도 포기하지 않고 할 수 있는 일을 했습니다. 병원 계단을 오르내리며 운동을 하고 환자들과 이야기를 나누며 병원 생활에서도 즐거움을 찾으려 노력했습니다.

그때쯤 남편에게 미안한 기억이 있습니다. 남편에게 납골당을 보러 가자고 했습니다. 한 구짜리를 사야 하나 두 구짜리를 사야 하나 고민을 했습니다. 마땅한 자리가 없어서 구경만 하다 왔습니다. 슬프거나 우울한 마음으로 간 것이 아니어서 남편에게 미안해할 것 없다고 생각했지만 지금 와서 생각하니 남편을 힘들게 했던 일 같습니다. 그때에 남편과 이야기를 나눴습니다. "우리 예순 살까지만 살자"고 말입니다. 그로부터 10년이 넘었고 지금 내 나이가 예순 살입니다.

내가 건강해져서 직장 생활까지 할 수 있던 이유가 있습니다. 첫째로 의지가 있었고 운동, 기도, 명상이 도움이 되었습니다. 둘째로 가족의 사랑, 특별히 남편의 헌신이 있었습니다. 셋째로 식생활의 변화가 있었습니다. 암에 걸리고 나서 알았습니다. 자신을 관리 못 한 자책감이 들었고, 나를 제외한 모든 사람들이 훌륭해 보였습니다. 나만 잘못된 삶을 살았다는 생각이 들었습니다.

그러나 그런 생각도 잠시였습니다. 병을 이겨내는 데 최선을 다하기로 마음먹었습니다. 친정어머니보다 먼저 죽는 것은 불효라는 생각으로 마음을 굳게 먹었습니다. 완쾌되어 아들들을 지켜주리라 다짐도 했습니다. 혼자 산에 다니는 내가 안쓰러워 친구들에게 나 몰래 부탁까지 한 남편의 존재도 의지를 다지게 했습니다.

지난날을 회상해보니 감사합니다. 먼저 최선을 다해준 내 자신이 기특하여 잘했다 칭찬해주고 싶습니다. 늘 같이 산을 올라준 친구들, 삶의 이유가 되어준 남편과 두 아들이 고맙습니다. 지금의 내가 있는 이유입니다. 사랑합니다. 이 일은 저에게만 있는 특별한 선물은 아닐 것입니다. 지금 투병 중인 환우들에게도 있을 일입니다.

지금처럼 최선을 다해 치료를 받고 자신을 보살피면 저와 같은 기쁨을 맛보게 될 것입니다. 설사 이 세상을 떠나게 되더라도 최선을 다했다면 원망과 후회는 없을 것입니다. 투병 중인 환우에게 말하고 꼭 전하고 싶습니다. 우리 함께 웃어요. 아프다고 웃을 일이 없는 거 아닙니다. 오늘 눈뜨고 살아 있음에 감사해요. 그리고 걷고 또 걸어요. 하루에 잠깐만이라도 마음을 비우고 명상을 해요. 세상에 공짜는 없습니다. 우리 함께해봐요.

___ Dr. 전미선

세상에 공짜는 없다는 환자분의 말을 다시 되새겨봅니다. 그렇습니다. 아는 것으로는 부족합니다. 아니, 그래서는 안 됩니다. 실천해야 합니다. 그러나 실천에는 대가가 따릅니다. 운동을 실천하려면 몸을 일으켜야 하고 건강한 식단을 위해서는 익숙했던 자극적인 음식을 포기해야 합니다. 그렇다고 고통만 있는 것은 아닙니다. 환자분처럼 그때가 지나면 감사가 떠오르고 스스로를 잘했다 칭찬하게 될 것입니다.
환자분의 실천은 혼자 이뤄낸 것이 아닙니다. 삶의 이유가 되어준 남편과 두 아들이 있어서 가능한 일이었습니다. 매일 함께 산을 올라준 친구들은 힘의 원천입니다. 여러분도 마찬가지입니다. 물론 혼자서 감당해야 하는 일도 분명 있습니다. 하지만 결국 우리가 살아갈 힘을 얻는 것은 사람 때문입니다. 너무 혼자서 애쓰지 말고 도움을 요청하면 좋겠습니다. 여러분이 얼마나 소중한 사람인지를 가르쳐주는 사람이 있고 그 사람들로 인해 오늘을 살아갈 다짐이 생길 것입니다. 사람과 사랑이 가장 강력한 치료제입니다.

받아들이고 오롯이 나와 마주하기

받아들이기

감기도 별로 걸리지 않았고, 특별히 아픈 데도 없었습니다. 수술을 받거나 입원한 경험도 없던 건강한 삶이었습니다. 그러던 어느 날 국민건강보험 정기 검진에서 추가로 초음파 검사를 했고 의사는 자료를 복사해 줄 테니 전문 병원을 찾아가 더 정확한 진단을 받으라고 했습니다. 의사의 말을 듣는 순간 잠깐 멍했지만 내 머리는 점점 맑아지기 시작했습니다. 만약 암이라면 지금까지와는 전혀 다른 삶을 살게 되는 변곡점이 될 수도 있겠다는 생각이 들었습니다. 늘 감성적인 사람이라고 생각하며 살았던 나는 뜻밖에도 이 순간 이성적이고 담담했습니다.

병원을 예약하고 내가 만나게 될 의사에 대해 알아보았습니다. 암을 전제로 검사와 진단, 치료 과정까지 모든 걸 검색하고 또 검색했습니다. 수술, 항암 요법, 방사선 치료, 그 과정에서 처방되는 약물과 그 부작용 등등. 의사 진료를 시작으로, 여러 가지 검사, 진료, 수술이 이어졌습니다. 한 달이 넘는 시간이 흐른 후에야 정확한 진단이 내려졌고 항암 스케줄이 정해졌습니다.

내가 어떤 병의 어디쯤 있는지는 정밀한 검사와 수술 등을 통해 알 수 있다 들었습니다. 그 과정을 겪어내는 와중에 미리 검색하고 알아보는 모든 행위들은 쓸데없는 불안과 걱정일 뿐이었습니다. 하지만 그 부정적 마음들이 쉴 새 없이 내 몸과 마음을 갉아먹고 있다는 걸 그때는 몰랐습니다. 돌아보면 정작 수술과 항암보다 가장 힘든 시간으로 기억됩니다.

만약 지금의 내가 그 막막한 시간을 보내던 나를 만날 수 있다면, 아직 내 병에 대해 아무것도 모르고, 내가 할 수 있는 일도 없으니 미리 걱정하고 불안해하지 말라는 말을 꼭 해주고 싶습니다. 그때 내 행동이 무언가를 대비하는 이성적 행동이라는 말로 포장되어 있었지만 결국은 미지의 것에 대한 공포와 불안, 그 이상도 이하도 아니라는 것을 나는 이제 알고 있습니다. 정신이 하나도 없었던 아득한 시간이었지만 내 병을 인지하고 정확히 어떤 상태에 있다는 것을 알고 나니, 내가 받아들여야 할 것과 내가 해야 할 일이 무엇인지 선명해졌습니다.

암은 교통사고가 아닙니다. 내가 몇 분만 늦게 혹은 일찍, 또는 어느 지점을 통과하거나 말았거나, 브레이크나 핸들을 어떻게 조작했는지 혹은 전방 주시를 좀 더 철저히 했어야 하는 것과 같은 순간적 판단으로 벌어지는 불행이 아닙니다. 내가 어떤 음식을 어떻게 먹었는지, 어떤 마음가짐으로 살았는지, 사람들과 어떤 마음으로 관계를 맺어 왔는지. 내가 살아온 수많은 순간이 모이고 습관이 쌓이고 쌓여 몸이 감당하지 못했을 때 결국은 일어나는 일입니다. 그렇게 생각하니 아무런 아쉬움이나 안타까움이 없었습니다. 그러니 있는 그대로의 상황을 더 잘 받아들일 수 있었습니다.

앞으로 내가 받아야 하는 치료 과정을 이해했고, 그 과정에 충실했습니다. 머리카락이 빠진다는 걸 알고 있었지만 막상 뭉텅 빠지던 그 순간을 겪으니 공포스러웠습니다. 항암이 끝나면 다시 자라날 머리카락에 연연해하지 않고 아예 삭발을 해서 공포감을 덜어냈습니다. 약물 부작용을 이해하고 나니, 그렇게 수많은 항암 부작용 중에서 많은 것이 내게 나타나지 않음이 감사했고, 나타나더라도 견딜 만하다는 사실이 그저 감사했습니다.

힘들면 약물의 도움을 받으면 됩니다. 3주 또는 1주라는 항암 주기의 특성을 아는 것도 중요했습니다. 주사를 맞으면 며칠 만에 어떤 부작용이 어느 강도로 찾아오는지,

며칠이 되면 괜찮아지는지 사이클을 알고 마음의 대비를 하면 부작용을 예측할 수 있는 것만으로도 마음이 놓였습니다. 전혀 예측할 수 없는 상황에서는 어쩔 수 없는 불안감이 더해져 고통이 더욱 가중되는 것 같습니다. 적지 않은 고통을 잘 견뎌내는 내가 그렇게 고마울 수 없었습니다.

마음이 저항하지 않으면 몸은 잘 따라줍니다. 몸이 수용한들 마음이 거부하면 몸도 괴로워합니다. 이해하고 받아들이니 많은 것이 수월하게 지나갔습니다. 지나간 일에 후회하는 일도 없었고, 앞으로 벌어지지 않은 일을 미리 생각하거나 걱정하지도 않았습니다. 그때그때 내게 주어진 치료과정을 담담히 받아들이고 거기에 집중하는 것. 모든 것을 인정하고 있는 그대로 받아들이면 고통도 줄어들고 마음도 평정심을 찾을 수 있습니다. 그러다 보면 오히려 작은 것에 감사와 기쁨마저 찾아옵니다.

오롯이 나 자신과 마주 서기

나는 오랫동안 나를 잊고 있었던 것 같습니다. 엄마로, 아내로 혹은 딸로 평범하게 살아왔습니다. 그런데 어느 한순간 나는 오직 나일 뿐, 세 글자 이름으로 대표되는 한 사람이란 걸 알게 되었습니다. 우습게 들릴 수 있겠지만 MRI

검사를 받을 때였습니다. 요란하고 난해한 기계음으로 정신이 혼미해지는데 숨조차 크게 쉬면 안 되는 압박감은 생전 처음 겪어보는 두려움이었습니다.

그런데 그 두려움은 오직 나 스스로 감당해야 하는 일이었습니다. 남편이나 자식, 부모 등 아무리 가까운 어떤 이도 대신해줄 수 있는 일이 아니었습니다. 내가 아무리 가족이라는 안전한 울타리 안에 있더라도 나는 나일 뿐이구나. 암 진단은 내게 내려졌고 수술, 항암 등에서 오는 모든 어려움도 내가 견뎌야 하는 내 일이구나 싶었습니다. 바로 그때 나는 오랫동안 잊고 있던 나와 마주하게 되었습니다.

이후로 나는 오롯이 나 자신과 만나는 시간이 많아졌습니다. 나를 지켜야 하는 사람도, 나를 가장 많이 사랑해야 하는 사람도 나라는 생각이 들었습니다. 일단은 암을 치료하는 과정에 충실하면서도 나 자신을 자꾸 바라보았습니다. 힘들거나 싫은 일이 있으면 가족들에게 솔직하게 말했습니다. 아프면 아프다고 표현했고, 도움이 필요하면 도와달라고 했습니다. 꼼꼼하고 완벽에 가깝던 이전의 철저함을 일단 놓아버렸고, 모든 것을 내가 해야 한다는 생각도 버렸습니다. 아프기 전에는 거의 하지 않던 일이었습니다. 그리고 잘하고 있고 잘해낼 거라고 자신에게 자주 말을 걸었습니다. 내면의 나와 마주하고 스스로 나를 다독였습니다.

고통을 잘 견뎌내는 나에게 고맙다고 수고 많다고 반복해서 말해주었습니다. 재발이나 전이 등 앞날을 걱정하기보다는 내게 암이 생긴 원인은 무엇일까 생각했습니다. 원인을 알면 앞날을 대비할 수 있을 것 같았습니다. 암은 발병 부위에 따라 원인이 다르지만 공통적인 것, 그리고 내가 진단받은 유방암의 원인으로 지목되는 몇 가지 원인을 알아보고 나에게 해당할 만한 것을 꼽아보았습니다.

첫 번째가 나의 수면 습관이었습니다. 10시에서 새벽 2시까지의 숙면은 아주 중요하다고 합니다. 이미 알고 있었지만, 그 시간에 잠자는 일은 거의 없었습니다. 중학교 입학한 이후로 생긴 버릇입니다. 고요하고 집중할 수 있는 밤 시간이 너무나 좋았습니다. 학교 다닐 때는 공부를 핑계로, 직장 다닐 때는 개인적인 시간을 위해, 아이들이 고등학교 다닐 때까지 아이들이 집에 돌아와 모두 잠자리에 들고 난 이후에 잠들었습니다.

프리랜서로 활동하던 때는 2~3시간, 때로는 1시간 반만 자고 강의를 다닌 적이 수도 없이 많았습니다. 나는 제일 먼저 수면 습관을 바꾸었습니다. 항암으로 몸이 힘들어서인지 밤에 일찍 잠자리에 드는 일은 쉽게 할 수 있었습니다. 이후 항암 부작용으로 중간에 잠이 깬 적도 많았고 뒤척이며 쉽게 잠들지 못하는 날도 많았지만 고치려고 마음먹고 상황을 스스로 통제했습니다. 10시 30분 전후로 잠들고 7시 전후로 깨어나는 습관을 만들었습니다.

두 번째 원인이라고 생각한 것은 물이었습니다. 물을 마시는 것이 얼마나 중요한 일인지 여러 가지 자료로도 잘 알 수 있습니다. 하루 1.5~2리터는 적지 않은 양입니다. 돌아보니 그만큼은커녕 밥 먹고 나서 한 컵 정도 마시는 게 고작이었던 것 같습니다. 목이 말라 물을 마신 기억은 한여름에 몇 번, 혹은 외식할 때 유난히 짜게 먹은 날 정도. 처음에는 결심을 흩트리지 않으려고 물 마시기 앱을 깔아놓고 일일이 체크했습니다.

하루 동안 내가 먹어야 할 물을 물병에 담아놓고 하루를 시작했습니다. 그리고 외출할 때는 작은 물병을 들고 다녔습니다. 요즘은 어딜 가든지 정수기나 생수가 잘 비치되어 있으니 물병이 비면 언제든 채울 수 있습니다. 우리 몸에서 물이 필요하다는 신호를 보낸다 해도 충족되지 않으면 우리 신체는 물이 필요하다는 신호를 더 이상 보내지 않게 된다고 합니다. 한 달 정도 실천했더니 목이 마른 걸 느낄 수 있었습니다. 지금껏 살면서 목이 마르다는 느낌이 없었는데 놀라웠습니다.

세 번째는 걷기를 실천하는 일입니다. 나는 흙길이 좋아서 주변에 흙을 밟을 수 있는 곳으로 열심히 다녔습니다. 햇볕을 받으며 걷고, 신선한 공기를 마실 수 있는 숲이면 더 좋았습니다. 그런 곳을 정해놓고 매일 나가자는 원칙을 세웠습니다. 비가 아주 많이 오거나 너무 추운 날, 그리고 미세먼지가 너무 심한 날을 제외하고는 거의 매일 실천했습니다. 산책은 밥 먹고 잠자는 일처럼 매일매일 꼭 해야 하는 일이라고 다짐했습니다.

가끔 게으름이 비집고 들어오면 소리 내어 나에게 말했습니다. 볼일이 있어 산책을 못 하는 날은 최대한 걸어다녔습니다. 걷기 앱을 깔아놓고 체크하거나 기록하는 일도 좋았습니다. 항암 치료 중에는 숨이 차거나 어지러워서 100미터밖에 걷지 못한 날도 있었습니다. 그렇지만 그럴 때도 신선한 공기를 마시는 게 좋아서 자꾸 밖으로 나갔습니다. 첫 번째로 고려해야 할 사항은 자신의 상황과 체력입니다. 무리하지 않도록 적절히 조절하고 능력에 맞게 조금씩 늘려나가는 것은 당연한 일입니다.

나는 암 진단 후 고기를 절대 먹지 않거나, 설탕이나 밀

가루 종류를 완전히 끊고, 일상의 많은 용품을 최대한 유기농, 천연 제품으로 대체하는 분들을 만난 적이 있습니다. 나는 그렇게까지 예전의 나와 단절하다시피 개선하지는 못했습니다. 오히려 그런 행동이 또 다른 스트레스를 일으킬 수도 있을 거라는 생각 때문이었습니다. 어떤 일에 대처하는 방식은 사람마다 다를 것입니다. 하지만 최소한 자신이 정해놓은 한두 가지의 원칙만이라도 꾸준히 지켜나가는 일은 중요하다고 생각합니다.

___ Dr. 전미선

수면 습관 고치기, 충분하게 물 마시기, 꾸준히 걷기를 실천하셨습니다. 머리로는 아는데 좀처럼 실천이 어렵습니다. 환자분은 생각으로 그치지 않고 아는 것을 실천했고, 실천을 이어가고 있습니다. 환자분의 글을 읽고 그 힘이 무엇일까를 생각해 봤습니다. 그리고 환자분의 글에서 답을 찾았습니다. '나는 오롯이 나 자신과 만나는 시간이 많아졌습니다.'

프리랜서로 일하면서 2~3시간만 자던 때에는 자신을 돌볼 시간이 없었습니다. 돌보기는커녕 자신만의 시간을 내는 것이 사치였습니다. 그러나 암으로 힘든 시간을 겪으면서 더 늦기 전에 알게 되었습니다. 오랫동안 자신을 잊고 있었다는 사실을 말입니다. 그러면서 자신에게 솔직해졌습니다. 아프면 아프다고, 싫으면 싫다고 말했습니다. 모든 일을 꼼꼼하고 완벽하게 처리하려는 욕심을 줄였고 내가 모든 것을 해야 한다는 생각도 버렸습니다. 모두가 오롯이 자신과 만나는 시간이 많아졌기 때문에 가능한 일입니다. 환자분만이 아닙니다. 우리는 모두 오롯이 자신에 집중하고 스스로를 돌보는 시간이 필요합니다.

못다 한
이야기

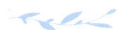

이어령 교수는 유작 『이어령의 마지막 수업』열림원, 2021에서 "내 것인 줄 알았는데 다 선물이었다."라고 말했다. 나도 지난 시간을 돌아보니 이어령 교수와 같은 마음이다. 내가 열심히 살아서 얻은 것보다 우연히 연결된 수많은 인연이 더 많은 것을 주었다. 그중에 첫째는 암 환자분들이다. 나는 의사로서 암 환자의 치료를 도왔는데 그분들은 내게 인생을 가르쳐줬다. 삶에서 가장 중요한 것이 무엇인지? 어떻게 살아야 하는지? 자신을 소중히 여기는 것과 다른 사람을 사랑하는 것이 동전의 양면처럼 하나인 것을 깨닫게 해주었다. 환자분들이 내게 질문을 주었다면 동료는 함께 답을 찾아주었다. 지금의 내가 있게 해준 선물 같은 사람들이다. 고마운 사람들에게 못다 한 이야기를 전한다.

전이, 재발된 환자들에게

나에게 인상적이었던 암 관련 책 중 하나가 『암과 싸우지 말고 친구가 돼라』시그니처, 2017이다. 책은 서울대 한만청 교수가 간암 수술 후 폐 전이로 인해 완치 가능성이 희박해진 때의 본인 경험담을 담았다. 암과 싸우지 말고 잘 살펴서 같이 살 궁리를 하라는 뜻이다. 물론 지금 한 교수는 암 없이 잘 살고 계신다. 암 치료가 힘들지만 그래도 남은 힘으로 할 일은 해야 한다. 다만 나는 전이성 재발 환자들이 다시 치료로 좋은 효과를 보았을 때 "살얼음판 걷듯이 사세요."라고 말한다. 이미 힘든 여정을 견뎠으니 굳이 더 힘든 일을 찾아서 할 필요는 없다. 승진처럼 무엇인가를 얻으려고 자신을 쥐어짜는 일은 피해야 한다.

물론 목표가 있고 성취감이 있으면 활력이 생기지만 나도 모르게 욕심이 몸과 마음을 상하게 한다. 무엇보다 내 자신을 우선적으로 생각하는 것이 중요하다. 그런 뜻에서 환자들에게 가끔은 이기적으로 살라고 말해준다. 혼자서 욕심을 채우라는 말이 아니라 다른 사람의 시선을 의식하지 말고 자기 주도적 인생을 살라는 의미다. 남을 배려하고 남의 시선을 의식해서가 아닌 자신이 주인 되는 삶을 살아야 한다. 환자들이 하고 싶은 일이 있다면 큰 문제가 되지 않는 이상 병원 예약을 바꾸는 것도 마음대로 했으면 좋겠다. 남을 귀찮게 하는 것도 피하지 않았으면 좋겠다. 사실 내가 크게 생각하지, 남들은 귀찮다고도 생각하지 않는다. 미안함, 죄책감에서 해방되면 좋겠다.

한만청 교수처럼 암이 완전히 사라질 가능성이 너무 낮은 경우에는 엄청난 불안과 우울감, 좌절감이 생기는 게 당연하다. 흔히 생존의 가능성을 숫자로 표시하곤 하는데 생존율 10%이건 90%이건 중요한 것은 나의 경우 어떻게 될 것인지다. 나에게는 여전히 가능성이 있음을 잊지 말아야 한다. 유방암 4기인 경우에도 약 40%가 5년의 생존율을 보인다. 대장암과 전립선암은 약 50%이다. 의료 기술의 발달로 생존율도 지속적으로 상승하고 있다. 다시 말하지만 숫자에 매몰되지 말고 치료와 회복에 집중하자.

수술과 치료가 잘되었다고 끝나는 것도 아니다. 수개월에서 수년까지 아직 살아낼 시간이 많이 남았다. 우선 병에 대해 잘 알고 계획을 세우자. 가족과 상의하는 시간도 필요하다. 나의 의지와 상관없이 시간은 흐른다. 시간이 지나 환경이 바뀌고 주위 사람들이 변한다. 그런데 암 하나만 생각하며 시간을 보내다가 암에서 완치됐는데 정작 본인은 이제부터 무엇을 해야 할지 몰라서 힘들어하는 환자도 있었다. 한만청 교수의 말처럼 암에만 집중하지 말고 앞으로 살아갈 날들에 대한 긍정적 생각과 장기 계획이 필요하다. 말기 폐암 환자들에게 진단 직후에 조기 완화 의료 상담을 실시하면 생존율이 더 높았다는 연구 보고도 있다. 삶의 질이 향상되고 우울감도 줄었다.

삶에 대한 애착이 강하고 하고 싶은 것이 남아 있는 환자도 말로는 죽고 싶다고 말하곤 한다. 이런 마음에도 없는 말을 할 것이 아니라 적극적으로 살아갈 방법을 찾아야 한다. 호스피스 완화 의료는 그런 방법 중에 하나인데, 아직은 많이 미흡한 수준이다. 호스피스 완화 의료에 등록되면 모든 적극적인 치료가 중단되는 마지막 단계란 오해가 있어서 그렇다. 호스피스 완화 의료는 환자와 보호자의 의견을 적극적으로 반영하여 환자 삶의 질을 높이고 통증을 포함한 고통을 줄이도록 돕는 서비스이다. 정부와 의료진의 노력으로 호스피스 완화 의료에 대한 부정적 시선이 과거에 비해서는 줄었지만 여전히 이용률은 낮고 그나마도 사망하기 2~3개월의 짧은 시간에 집중된다. 빠른 시작으로 이용 기간을 늘리고, 가정 호스피스와 자문형 호스피스처럼 다양한 형태를 미리 준비하면 좋겠다.

환자 가족들에게

암을 진단받으면 곧 죽음을 생각하던 때가 있었다. 하지만 지금은 그렇지 않다. 진단과 치료 기술의 발달로 암 생존율은 꾸준히 좋아졌다. 우리나라 암 치료 기술은 세계 최고 수준이다. 이제 암은 죽음의 질병이 아니라 만성 질환처럼 꾸준한 관리가 필요한 질병이 되었다. 그래서 치료에만 그치지 않고 다양한 분야 전문가의 도움을 받아야 하며, 환자뿐 아니라 가족도 같이 교육을 받으면 더욱 좋다.

그러나 막상 암을 진단받거나 치료 전후에는 그렇지 못한 경우가 많다. 환자 본인은 신체적 증상과 정신적 충격으로 도움을 받을 생각을 하지 못한다. 이럴 때 보호자의 역할이 중요하다. 병원에서 제공하는 정보를 충분히 습득하고 교육 프로그램도 찾아서 들으면 큰 도움이 된다. 전국 권역별로 설치되어 있는 지역암센터, 암생존자통합지지센터, 각 병원의 암교육센터가 대표적인 기관이다.

치료가 종료되어도 많은 환자가 피로를 호소하고 다양한 증상으로 오랫동안 고생을 한다. 특히 전이성 암으로 치료 후 기간이 길어지면 본인도 힘들지만 가족들도 장기간의 돌봄으로 지치기 마련이다. 보호자들은 자신이 직접 겪은 일이 아니라서 암 환자가 경험하는 만성적인 증상과 괴로움을 모르는 경우가 많다. 수술이 잘 되었고 겉으로 보기에 괜찮아 보여도 환자에게는 그들만의 어려움이 있다.

나는 가족에게 설명할 때 암 환자를 자동차에 비유한다. 암 환자는 짧은 시간 동안 몇 년간 쓸 만큼의 에너지를 모두 쏟아부은 자동차와 같은 상태다. 평소에 내지 않던 최대 출력으로 장시간 운전한 것과 같다. 그런 자동차라면 반드시 조정 작업을 해줘야 한다. 안 그러면 과부하 상태로 인해 차량에 무리가 간다. 암 환자도 몸 상태를 조정할 시간이 필요하다. 짧게 잡아도 반년, 길게는 1~2년의 제대로 된 회복 시간이 주어져야 한다. 암 환자의 겉모습만 보지 말고 가족의 지속적인 배려가 필요하다.

마지막으로 보호자에게 꼭 부탁하고 싶은 말이 있다. 환자에게 하는 말을 평소보다 몇 배 더 신중히 했으면 좋겠다. 물론 가족이 아픈데 험한 소리를 하지는 않을 것이다. 위로하려는 말도 상처가 되는 경우가 많다. 예를 들면 '아무 일 없을 거야', '괜찮아', '잘될 거야'라는 말이다. 그 어느 때보다 힘든 암 환자에게는 위로가 되지 않는 말들이다.

더욱이 신체적, 정신적으로 양면의 고충을 겪는 암 환자는 짧은 말 한마디에도 예민해진다.

나도 40대 말에 완경이 되어서 심한 피로감을 겪은 때가 있었다. 나는 너무 힘든데 식구들은 나를 위한답시고 '괜찮아', '오늘은 좋아 보여'라고 위로의 말을 건넸다. 그런데 정작 나는 그런 말을 듣고 도리어 더 화가 났던 기억이 있다. 그때는 의사인 나도 이런 기력으로 어떻게 여든까지 살 수 있을까 걱정을 했는데, 물속에서 허우적대는 것처럼 기력이 떨어진다고 표현하는 암 환자들의 어려움은 비교할 바가 아니다.

그러면 무슨 말을 하냐고 물을지도 모르겠다. 애써 위로의 말을 전하려 하지 말고 환자의 말을 잘 들어주면 좋겠다. 듣는 게 중요해서 귀는 둘이고 입은 하나라고 한다. 사람들은 내게 좋은 말을 해주는 사람보다 내 말을 들어주는 사람을 원한다. 내 말을 들어주는 사람에게 마음을 준다. 함께 곁에 있어주기와 들어주기, 가족이 암 환자에게 줄 수 있는 가장 값진 것이다.

후배 의료진에게

전공의 시절이 지나고 전문의가 되면서 모든 것을 다 알고 있는 것처럼 느껴질 때가 있었다. 하지만 현실은 그렇지 않아 막상 환자를 만나면 어떻게 해야 할지 난감할 때가 더러 생겼다. 이제 치료를 시작한 환자에게 방사선 양을 늘리면 효과가 있을지, 아니면 반대로 부작용을 고려해서 양을 줄일지를 고민하면서 잠을 설칠 때도 많았다. 그런 시간을 지나면서 내린 결론은 지금 내가 할 수 있는 최선을 다하고 무엇보다 환자와 교감하자는 것이었다.

법륜 스님의 칼 이야기가 생각난다. "여기 칼이 있습니다. 이 칼은 흉기도 아니고 유용한 도구도 아닙니다. 이 칼은 어리석은 사람이 잡으면 '흉기'가 되고 의로운 사람이 잡으면 사람을 살리는 '보배의 검'이 됩니다." 우리 의사들이 마음에 새길 말이다. 칼보다 칼을 잡은 사람이 중요하듯이 의료 지식과 장비보다 의사인 우리가 중요하다.

나는 지금도 이 치료가 환자에게 진정 도움이 되는지, 표준 치료만 생각하다가 놓치고 있는 것은 없는지, 환자가 진짜로 필요로 하는 것을 모르는 것은 아닌지에 관해 고민한다. 사람을 살리는 의사가 되고 싶었고 환자들이 치료 이후에 일상으로 돌아가서 더 나은 삶을 사는 방법을 고민했다. 이런 고민과 경험을 통해 깨달은 것은 환자들의 이야기에 답이 있다는 사실이다. 그래서 나는 촉박한 외래 시간에도 환자들의 이야기에 귀를 기울이려 노력한다.

의사는 환자를 치료하며 도움을 준다고만 생각한다. 나도 그랬는데 시간이 지나 생각해보니 의사도 환자에게 배우고 도움을 받는다. 은퇴를 준비하며 돌이켜보니 가장 감사한 사람들은 환자들이었다. 다양한 삶의 경험을 나눠준 환자들이 내 공부와 인생의 스승이다. 환자를 치료하고 그들의 불편함을 줄여주기 위해 시작한 공부가 '통합의학'이다. 환자를 질병의 매개체로만 보지 말고 전인격적으로 사고하여 다양한 요법을 활용하는 것이다. 이런 공부의 결과물이 암생존자통합지지 특화사업으로 결실을 맺었고 이후에 경기지역암센터로 지정을 받는 기초가 되었다. 금년에는 암 관리법에 명시된 암생존자통합지지센터로 발전했다.

미국의 국립보완통합센터 National Center for Complementary and Integrative Health 의 2021~25년 비전은 전인적 연구에 초

점을 맞추고 있는데 그동안 추진한 통합의학과 무관하지 않다. 나는 원래 '통합의학'보다는 '전인의학'이라는 명칭을 더 선호했다. 암 환자를 위한 프로그램을 HOPE_{Healing, hOlistic care, Positive mind, Energetic Life} 의학이라 부르고 경기지역 암센터의 모토로 삼은 것도 같은 이유다.

미래에는 사람이 하던 많은 일을 AI가 대신할 것이다. 의료도 예외가 되지 않을 것이다. 아바타 간호사가 환자를 상담하면 더 많은 정보를 얻을 수 있다는 말도 들린다. 하지만 어느 순간 나는 이런 자각을 하게 되었다. 나의 지난 세월의 경험을 돌아보니 책에 없는 수많은 사례에서 새로운 것을 배우고 더 나은 진료를 할 수 있었다. 깨어 있어서 잘 살피고 호기심으로 꾸준히 공부를 하면 의사는 나이가 들수록 더 많은 지혜를 얻는 좋은 직업인이 된다.

프랭크 모스Frank Moss의 『디지털 시대의 마법사들 The Sorcerers and Their Apprentices』이라는 책에 있는 내용이다. '의료시스템의 개선이 필요하다는 것은 모두가 알고 있는 사실이다. 의술이 놀랍게 발전했음에도 불구하고 여전히 결과는 초라하고 의료비는 천문학적 수준이다. 의료체계에서 가장 활용되지 않고 있는 자원은 의사도 병원도

의료장비도 아닌 '환자들' 이라는 사실이다.'

미국 내 여러 암센터에서는 암 환자들을 통합적으로 파악하고 신체적 회복뿐 아니라 사회심리적으로 안정을 찾고 정신적인 건강을 위해서 근거 있는 다양한 요법들을 소개하고 프로그램을 운영한다. 엠디 앤더슨암센터에는 통합의학과가 있다. 부작용 관리를 포함한 신체적 건강을 위해 운동, 영양, 침술, 마사지, 명상, 음악 치료, 기공, 태극권, 요가 등 다양한 프로그램이 있다. 암 환자의 사회 복귀를 위한 사회복지 프로그램도 운영 중이다.

우리나라의 암 생존자들을 위한 통합지지사업은 2017년도부터 지역암센터 중심으로 실행되고 있다. 환자들이 내원 또는 전화로 요청할 때 전담 간호사의 면담을 통해 각 개인이 필요로 하는 요구가 무엇인지 파악한다. 실제로 개인의 증상이 단지 암 치료 때문만이 아닐 때도 많다. 예를 들어서 암 환자들이 자주 호소하는 피로도 신체 활동의 장애가 되거나 삶의 질 저하와 연관이 있으며 자주 병원을 방문하게 되는 이유가 암 치료 중 또는 직후에 기력 저하로 생기기도 하지만 다른 요인으로 인해 생길 때도 많기 때문이다. 불안감, 우울감, 집안 문제, 건강하지 못한 식습관, 수면 부족, 신체 활동 부족

등 이유는 다양하다. 개별 상담을 통해 문제의 정확한 원인을 찾아야 하는 이유다. 이렇게 찾아낸 원인을 해결하기 위해서 정보 제공, 프로그램 운영, 야외 활동, 병원 내 특수 클리닉 연계가 우리의 역할이다.

사별하는 방법

죽음학의 대가로 알려진 엘리자베스 퀴블러 로스 Elisabeth Kübler-Ross 의 책을 여러 권 읽었다. 그녀는 "우리가 지구에 보내져 수업을 다 마치고 나면 몸은 벗어버려도 좋아. 우리의 몸은 나비가 되어 날아오를 누에처럼 아름다운 영혼을 감싸고 있는 허물이란다. 때가 되면 우리는 몸을 놓아버리고 영혼을 해방시켜 걱정과 두려움과 고통에서 벗어나 신의 정원으로 돌아간단다. 아름다운 한 마리의 자유로운 나비처럼 말이야."(『생의 수레바퀴 The Wheel of Life』, 강대은 옮김, 황금부엉이, 2009, p. 17)라고 암에 걸린 아이에게 편지를 써서 보냈다. 죽음은 끝이 아니고 다른 시작임을 말하고 있다.

달라이 라마 또한 『티베트 사자의 서』에 있는 내용을 바탕으로 『죽음을 이야기하다 Advice on Dying』라는 책에서 죽음의 과정에 관해 말하고 있다. 사고로 급하게 사망하는 경우 그 과정을 알아차릴 시간이 없지만 천천히 죽어가는 사람들은 각각의 단계를 인식할 수도 있다고 한다. 죽음의 징조들은 꿈으로 또는 숨길이 바뀌는 것처럼 육체적인 징후들로 죽음이 오기 몇 년 전에 나타날 수도 있다고 한다.

보통 사람들에게 있어 그 징후는 1~2년 전에 나타나는 것이 보통이라고 한다. 죽음의 징후로 집이나 친구에 대한 혐오감을 느끼게 되거나 전에 가지고 있던 것들에 대한 지나칠 정도의 욕심이 나타나기도 한다. 갑작스러운 성격의 변화를 겪는 것이다. 이런 내용을 공부한 것이 친정아버지의 죽음을 겪는 과정에서 도움이 되었다.

친정아버지의 일은 모르는 사람들이 보면 2개월 만의 갑작스러운 죽음이라고 하겠지만 이미 돌아가시기 1년 전에 성격이 아이처럼 변해서 짜증을 자주 내시곤 했다. 돌아가신 해 1월에 이미 적게 드시기 시작하셨고 소화 능력이 떨어져서 병원 입원도 했었다. 이 당시 찍은 복부 CT에서 이상 소견은 없었다. 4월에는 미국 아들 집을 방문했고 그 당시에 실행한 초음파에서도 이상은 없었다. 5월 중순 드시고 싶다는 만둣집에 갔으나 잘 드시지 못하는 것을 보고 걱정은 되었다. 그러다 기력 저하가 심해져 입원했을 때는 이미 복강 내에 암이 가득했다.

'면역력 부족 때문에 죽음의 과정을 암과 같이하는구

나.'라는 생각을 했다. 통증 완화를 위해 방사선치료도 고려하였으나 아버지 몸은 적극적인 치료를 결정하기에는 이미 기능이 많이 떨어져 있어서 자연히 불필요한 치료를 안 하게 되었다. 이런 과정을 3주간 거친 후 7월에 돌아가셨다. 우리 집에는 내 밑으로 세 형제가 있다. 그중 막내는 의사임에도 불구하고 치료를 더 하자고 하는 유일한 자식이었다. 그 후 다른 고령환자들의 암 관련 상담을 하면서 막내들이 가장 부모를 놓기 힘들어하는 것을 보고 공통적인 현상인가 싶었다.

잘 이별하여 보내는 법을 미리 알면 돌아가시는 분도 덜 고생하시는 것이 아닌가 싶다. 최근에 동료의 어머님이 돌아가신 후 내게 전한 고맙다는 편지 속에 이런 말이 적혀 있었다. 전에 아버지가 돌아가실 때는 놓을 수가 없어서 중환자실에 보내 고생하시게 했는데 어머니가 돌아가시는 과정에는 가족과 함께하는 시간을 더 보내며 인사 나누는 시간을 가졌다고 했다. 내 친정아버지가 돌아가실 때 남편은 아버지가 가장 좋아하는 노래를 부르기 시작했고 식구가 다 같이 불렀다. 돌아가시는 분들에게 청력이 가장 끝까지 남는다는 것을 알고 한 일이다.

참선 공부 때도 비슷한 이야기를 들었다. 마지막 가실 때 좋은 이야기를 많이 들려주고 고맙다는 이야기를 많이 하라고 한다. 그런데 무작정 중환자실에 모셔서 이별의 순간을 함께하지 못하는 안타까움이 있다. 정신이 없어도 굶어 죽일 순 없다고 코에 줄을 끼어 영양을 공급하는 것은 생각해볼 일이다. 우리가 죽음을 부정적인 것으로만 여기는 것은 죽음에 대한 공부가 부족하기 때문이란 생각이 든다. 호스피스 과정 공부에서도 영양이 부족한 몽롱한 상태를 유지할 때 도리어 통증이 덜하다고 한다. 죽음의 과정에서 당사자가 곡기를 끊는 것은 아주 자연스런 현상이라고 말해주고 싶다.

몇 년 전 임종 직전의 환자를 위해 내가 할 일이 무엇인가 깊게 생각한 적이 있다. 내가 내린 결론은 죽음을 준비하고 공부하자는 것이었다. 그래서 기회가 되면 죽음을 직면한 환자에게 못다 한 삶의 숙제가 무엇인지를 묻고 함께 이야기를 나눈다. 필요하다면 화해와 용서를 권하기도 한다. 이 세상에서 할 수 있는 것을 더는 미루지 말고 더 많이 사랑하며 마음을 나누자고 말한다.

환자들 중에는 자신의 죽음보다 이전에 있었던 지인 또

는 가족의 죽음으로 힘들어하는 분들도 많다. 젊어서 남편과 사별하고 충분한 애도를 할 시간을 못 가져서 원망과 회한을 가진 분들이 있다. 또 오래전 어린 나이에 죽은 가족에 대한 트라우마가 있어서 키우던 강아지의 죽음에 식음을 전폐할 정도로 과한 반응을 보인 환자도 있었다. 사별 프로그램이 필요한 이유이다. 오랜 시간이 지났어도 남은 감정을 치유할 필요가 있다.

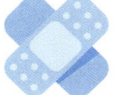

에필로그

마음의 전원생활

암은 다른 질병과 다르게 단순히 치료로 병이 끝나지 않는다. 전이와 재발에 대한 두려움이 꼬리표처럼 뒤따른다. 실제로 지금까지 만났던 많은 암 환자가 재발에 대한 걱정을 토로했다. 나는 그때마다 이렇게 말해준다.

"암에 대해 걱정을 하고 있다고 해서 재발이 안 되는 것은 아닌 것을 아시지요? 그러나 환자분이 암에 대한 지식을 제대로 알고 실천하는 것은 선택할 수 있어요. 그런 선택이 암 재발 가능성을 낮출 수 있는 힘을 주고요. 중요한 것은 암 예방을 돕는 믿을 만한 실천 방안이 있다는 것입니다. 그러니 이제부터 '암이 재발하면 어쩌지?' 하는 걱정이 들 때마다 자신이 그런 걱정을 덜하는 방법들을 일상생활 속에서 실천하고 있는지 돌아보고 스스로에게 '잘하고 있네' 칭찬해주세요."

그러나 문제는 아는 것과 실천하는 것은 매우 다르다는 점이다. 더욱이 치료로 몸과 마음이 지친 암 환자에게 바로 생활 수칙을 실천할 여유를 찾는 것은 어려운 일이다. 그래서 가족과 지인, 전문가의 도움이 필요하다. 걱정이 되는 것은 당연하지만 재발과 염증을 낮추는 생활 방식이 있다는 것을 떠올려야 한다. 걱정에 쓸 에너지를 나는 지금 그런 생활 방식을 실천하고 있는지 점검하는 것으로 전환해야 한다. 더불어 자신을 믿고 실천에 집중하는 것이 중요하다.

어느 방송국에서 암 환자들이 전원생활을 하면 더 오래 사느냐고 물은 적이 있다. 그때도 그렇다고 대답했고 지금도 대답은 유효하다. 그러나 나는 대답에 전제 조건을 붙인다. 긴박하게 돌아가는 현대의 도시 생활을 멀리하고 자연과 가까이 지내는 환경의 변화, 나을 수 있다는 긍정적 마음가짐, 할 수 있다는 다짐, 균형 잡힌 음식 등과 같이 건강한 생활 습관을 총체적으로 변화해야 하는 것이 핵심이라고. 단지 전원으로 이사했다고 몸과 마음이 저절로 건강해지는 것은 아니다. 그런 환경이 갖춰지면 좋겠지만 지금 살고 있는 곳에서도 건강해지는 것은 충분히 가능하다. 마음속에서는 어디든 집을 지을 수 있고, 뒷동산과 앞 개울을 가진 전원에서 살 수 있기 때문이다. 그래서 암, 다시 짓는 집이다.

함께 한 지인의 말

배설희 환자

삶이 마치 곡예 같다. 아슬아슬. 보는 우리는 맘 졸이지만, 곡예사는 선택한 지점에 결국 다다른다. 휴우, 그렇게 나도 매번 곡예를 마치는 기분이다. 유방암 발병 후 10년, 전이된 지 7년째 치료 중인 4기 암 환자이다. 3개월마다 돌아오는 검사 때마다 마음을 내려놓고 내려놓았지만, 졸아드는 마음은 여전하다. 검사 결과에 따라 천당과 지옥을 오가는 희비가 엇갈리는 삶을 살고 있지만 변하지 않는 게 있다. 마음의 힘이다.

도대체 이 짓이 언제 끝날까? 죽으면 끝나려나? 몸이

안 좋으면 두려움에 이런저런 생각이 끼어들지만 빨리 내가 선택한 지점으로 돌아온다. 곡예사처럼. 그래도 난 지금 살아 있지 않은가? 다시 흩어진 마음을 잡고 현재의 삶으로 돌아와 하루를 산다. 그리고 삶에 감사를 드린다.

수십 년 통합의학을 연구하신 교수님이 제안하신 암에 대한 대응 방법 중 내가 가장 몰입한 건 마음공부였다. 교수님께서 알려주신 식습관과 생활 방식, 운동, 마음 관리 등 나름 한다고는 했지만 잘 안 되었다. 과거의 습관은 대단했다. 원래대로 금세 돌아가버렸다. 절대 단번에 고쳐지지 않는 아주 질긴 것이었다. 이 책에서처럼, 암이라는 태풍이 들이닥쳤으니 다시 선택하여 제대로 집을 짓고 대비해야 한다. 그동안 돌보지 않았던 내 몸과 마음을 살피며 새롭게 집을 지어야 한다.

그래서 나는 마음공부를 하며 내면의 어린 나를 치유하고 살아온 기억과 감정을 보내며 무수한 자기반성과 알아차림의 과정을 보냈다. '여정'이라고 불러도 무방할 정도로 자기와의 사투와 같았다. 그래서 알게 된 것은 이 모든 습관과 환경을 바꾸기 위해 먼저 나를 알아야 한다는 것을 깨달았다. 과거로 돌아가지 않으려면 마음 챙김을 해야 한다. 그래서 마음공부를 첫 번째로 해야 한다고 지금도 생각한다. 알아차리면 내가 무엇을 하는지는 바라볼 수 있고 거기에서 서서히 변화가 일어난다. 몸과 마음이 치유되고 식습관이 바뀌고 과거의 나로 돌아가지 않게 되는 힘이 생긴다. 그렇게 나는 지금까지 마음공부를 이어왔고 아직도 생존해 있다.

    7년 전 암이 전이되고 교수님을 찾아갔다. 다시는 병원에 안 올 줄 알았는데 그렇게 나타난 나에겐 교수님의 무서운 질책이 기다리고 있었다. 왜 이 지경이 되어 나타났나, 도대체 그 사이 무슨 일이 있었던 것이냐고, 어떻게 관리를 한 거냐 등등 예리한 질문에 난 아무 말도 못 하고 울기만 했다. 유방암 2기로 항암 방사선 치료도 잘 마쳤는데…… 그날 무너진 나에게 다시 교수님은 운동태극권과 마음공부를 알려주시고 나의 가슴을 진찰해보시더니 다시 한번 해보자고 하셨다. 이렇게 나는 새로운 집을 짓기 시작했다.

    나의 치료는 아직 그 끝을 알 수 없지만 그래도 달라진 게 있다면 과거 후회와 미래 걱정에 빠지지 않고 바로 지금으로, 현재 감사함으로 돌아오는 속도가 빨라졌다. 그리고 나를 사랑하게 되었다. 나를 사랑하는 게 대체 무엇이란 말인가?『람타 Ramtha』라는 책에선 나를 사랑하는 건 나에게 자유와 평화를 주는 일이라고 한다. '우와, 바로 저거구나.'라고 생각했다. 비록 치료 과정이 두렵고 힘들지만 나를 사랑하는 일을 놓쳐서는 안 될 것이다. 어떤 검사 결과가 나와도, 몸이 아파도, 난 나에게 몸과 마음의 자유와 평온함을 주어야 하지 않겠는가? 비록 육체는 힘들지만 나를 사랑하고 위로해주어야 한다. 그렇게 나는 나를 온전히 사랑하게 되었다.

우정희 간호사

누구나 인생에서 힘든 시기와 고비를 겪기 마련이다. 암과 같은 큰 시련일 수도 있지만 일반적인 생의 주기에서도 힘든 언덕과 같은 시기가 오기 마련이다. 나는 그 시기에 감사하게도 전미선 교수님고- 인연이 되었다. 물론 업무적인 인연이었지만 교수님이 환자 가장 가까이에서 따뜻하게 치료하는 모습을 접하며, 나도 함께 치유할 수 있는 힘을 얻은 선물과도 같은 귀한 시간들이 벌써 16년째 이어진다.

외래 간호사로서 교수님의 진료 보조를 위해 함께할 때 내 또래나 조금 더 나이가 든 유방암 환자들이 대부분이었다. 암 진단 이력을 제외하고는 우리 시대의 많은 여성, 특히 직장맘으로서의 고단함과 가족 또는 직장 내 관계에서 스트레스를 받는, 나와 크게 다르지 않은 삶의 애환을 가진 사람들이 많았다. 기본 체력이 그다지 강하지 못한 나는 직장에서 대부분의 에너지를 쓰고 가는 헌신적인 타입의 직장인이었고, 지친 몸을 이끌고 퇴근하면 어린 두 아이의 육아와 밀린 집안일, 병든 시부모 등으로 몸과 마음이 많이 지치고 황폐해져 있었다.

여성 암환자를 배려해 특별히 주문했던 주황색 형광등만큼이나 따뜻한 기운이 가득했던 진료실에서 교수님의 환자를 향한 진심 어린 위로와 격려의 메시지를 들을 때마다 그들과 비슷한 입장인 내 가슴속에도 응원이 그대로 콕 박혔다. 그동안 가족을 돌보느라 애썼다고 토닥이며 그러한 자신을 칭찬해주라는 말씀과 함께 이번 기회_{암 진단}를 나 자신도 돌보며 사는 계기로 만들라고, 그리고 이제부터 조금은 이기적으로 살아도 된다고 속삭이시던 대목에서 진료 지원을 하던 나도 코끝이 찡해져 당황스러웠던 기억이 난다.

교수님은 본인께서 좋은 책을 읽고 나면 사비를 들여서라도 직접 환자와 직원들에게 나누어 주거나 진료 시에 포

스트잇 메모지에 책 제목을 적어 환자들에게 들려주기도 했다. 나도 그중에 몇 권을 읽었는데 가장 기억에 남는 책은 2011년에 접한 『왓칭 Watching』이라는 책이었다. 긍정을 바라보면 부정은 보이지 않으며, 장점에 초점을 맞추면 단점이 사라진다고 말하는 이 책은 무엇에 집중하며 살아갈 것인지에 관해 나에게 인생의 나침반과도 같은 역할을 해주었다. 언뜻 들으면 시중에 나와 있는 수많은 긍정 심리학 책과 비슷해 보이나, 생각보다 단순한 진리에 눈을 뜨니 마음속에 쉽게 스며들었다.

더 나아가 이 책은 어떤 문제가 있을 때 그 안에 당사자로 있으면 해결점을 찾기가 어려워지지만 조금 떨어져서 객관적인 관찰자의 눈으로 바라보면 놀라운 변화가 일어난다고 이야기하고 있다. 우리가 본인, 가족, 친구나 가까운 사람의 일보다 제3자의 시선으로 접근하면 훨씬 객관적이고 합리적인 해답을 빨리 찾을 수 있듯이 어떤 시련이 닥쳤을 때 이 책의 제목처럼 관찰자가 되면 문제가 생각보다 단순해지고 해결 과정이 조금 더 선명하게 보였다. 결론적으로 상황은 달라지지 않았으나 나의 마음먹기가 달라진 것이다.

나도 생각이 많은 성향이라 지나간 상황에 대해 몇 번씩 곱씹고 후회를 많이 한다. 또 평소에는 잠을 잘 자지만 걱정거리나 새로운 프로젝트가 있으면 뜬눈으로 새벽을 맞기도 하고, 갑자기 업무 아이디어가 떠오르면 혹시 잊어버릴까 자꾸 복기하느라 잠을 설치기도 한다. 그 당시에 교수님께서 방사선 치료 중에도 아직 암 진단에 대해 부정과 자기 연민에서 헤어 나오지 못하는 환자들에게 자주 했던 말씀이 있었다.

　암 진단을 '화살에 맞는 것'에 비유하셨는데, '내가 도대체 무엇을 잘못한 걸까?', '왜 하필 나에게만 이런 시련이 찾아온 걸까? 누구보다 착하게 살았는데'라며 자신에 대한 책망과 후회, 죄책감으로 화살촉을 잡고 비비 틀면서 상처를 덧나게 하는 것보다 화살에 맞았음을 그냥 인정하고 빨리 화살을 빼고 상처를 치유할 방법을 찾는 것이 더 현명하다고 하셨다. 맞는 말이다. 그리고 생각이 많아 잠을 잘 못 이룬다면 잠자리에 들기 전에 생각 정리를 하고 잠들라는 조언을 듣고, 나도 잊지 말아야 할 일들을 핸드폰 메모장에 미리 저장하고 잠들거나 새벽에 아이디어가 떠오르면 자연스럽게 메모지에 쓰고 편안하게 잠을 이어가는 게 습관이 되었다.

    나의 이야기를 통해 소개한 몇 가지 사례는 대부분 본문 중 교수님께서 중요하게 언급한 내용임을 알 수 있을 것이다. 복합적이고 개별적인 니즈가 있는 암 환자에게 다양한 도움을 주는 상황을 어깨너머로 접한 나는 내가 처한 상황에 맞는 방법을 스스로에게 적용한 셈이다. 글을 쓰고 있는 지금도 여전히 교수님 측근에서 다른 업무 형태의 지원을 하며 암 환자를 위한 다양한 유형의 치유 과정들을 접하고 있으나 그 당시만큼 나에게 깊은 파동을 일으키지 않는 이유는 교수님의 열정이 덜하여서가 아니고 아마도 내가 그만큼 안정되고 여유로워진 덕분일 것이다.

    누구나 살아가면서 도움이 절실히 필요한 순간들이 있다. 하물며 생과 사의 경계를 넘나드는 암 진단이야 오죽하랴. 교수님의 책을 읽고, 수많은 정보의 홍수 속에서 도움이 될 만한 정보와 자원을 잘 선별하는 방법을 익히고 실천할 수 있다면 인생에서 필연적으로 만날 수밖에 없는 힘든 언덕을 조금은 수월하게 넘어갈 수 있지 않을까? 그리고 또다시 힘찬 미래를 맞이할 수 있지 않을까? 열심히 눈과 귀를 열고, 넘어진 나를 일으켜주려는 사람의 손을 잡는 용기가 무엇보다 중요하다고 생각한다. 지푸라기라도 잡는 심정으로 무분별한 정보에 휩쓸리는 암 환자들을 늘 안타까운 시선으로 바라보시며 오랜 숙원이셨던 이 책을 드디어 완성하심에 진심으로 축하드리며 교수님의 열정에 경의를 표한다.

실천 예제

> '암, 다시 짓는 집'은 실천을 돕기 위한 목적으로 만들어졌다. 책을 읽고 이해한 것만으로 끝나면 반쪽짜리 책이 된다. 책의 목차처럼 암을 알고, 앎을 실천하고, 실천을 지속해야 한다. 읽는 것으로 끝나지 않게 하기 위하여 두 번째 실천 과제인 '신체 활동을 꾸준히 한다.'를 예제로 부록을 마련했다.

1단계 '안다'

환자에게 신체 활동의 중요성을 강조하면 중요성은 알겠는데, 어느 정도가 적당한지를 모르겠다고 말한다. 신체 활동을 수치화하는 것은 어려운 일이다. 더욱이 개인에게 적합한 신체 활동량을 숫자로 나타내는 것은 쉽지 않다. 환자들의 푸념이 이해된다. 다행히 꾸준한 선행 연구와 측정 도구의 발달로 다양한 신체 활동의 수치화가 가능해졌다. 2011년 미국 기준으로 821개 신체 활동 목록이 작성되었다. 우리나라는 이 중에서 243개를 선정하고 한국의 특수한 19개 상황을 더하여 총 262개 신체 활동을 표준화했다.

신체 활동 목록을 보면 헬스장에서 근력 운동을 하는 것만이 아니라 유모차를 끌거나 악기를 연주해도 강도만 다를 뿐 유의미한 활동이 된다. 신체 활동 목록을 참조해서 자신만의 일정표를 만들어보자. 돈을 들이지 않고도 똑같은 운동 효과를 볼 수 있다. 그중에서 예시로 일부만 추려본다.

<신체 활동 목록 예시>

분류	활동내용	중강도	고강도
일상 활동	부엌 활동(설거지, 요리)	3.3	
	반려견 목욕 시키기	3.3	
	악기 연주	3.4	
	손빨래하기	4.4	
	위층으로 장바구니 나르기		7.5
이동	느리게 걷기	3.4	
	중간 속도 걷기	4.8	
	느리게 달리기		6.4
	계단 오르기		8.3
운동	볼링	3.4	
	탁구	4.4	
	배드민턴	5.3	
	헬스장	5.3	
	수영		6.8
	에어로빅		7.3
	축구		9.9
	줄넘기		12.3
	수영(접영)		13.8

출처) 강릉원주대학교 식품영양학과 김은경 외, 한국인을 위한 신체활동 분류표 개발, 2021년.

2단계 '실천한다'

1단계를 알았다면 이제 실천이다. 막연하게 생각하기보다 구체적인 계획이 있을 때 성과가 높다. '건강하게 살아야지'보다는 '잘 먹어야지', '하루에 한 끼는 제대로 된 식사를 해야지'처럼 구체적인 계획을 세우면 도움이 된다. 그러나 처음부터 계획을 잘 세우기는 쉽지 않다. 계획은 정보에서 시작하여 경험으로 완성되기 때문이다. 다행히 정보화 시대에 걸맞게 이미 다양한 종류의 계획들이 온라인상에 공유되어 있다. 전문가의 검증된 계획을 따르면서 본인의 수준에 따라 조정하는 게 좋겠다.

<도움 되는 정보>

각종 허브, 약초 보조식품관련 정보, 메모리얼 슬론케터링 암센터내 통합의학사이트
https://www.mskcc.org/cancer-care/diagnosis-treatment/symptom-management/integrative-medicine/herbs/search

각종 통합의학 요법 및 건강보조식품 정보
https://www.nccih.nih.gov/에서 Health Topics A-Z와 Herbs at a Glance를 참조
https://ods.od.nih.gov/factsheets/list-all/

건강한 음식 레시피 또는 암 예방관련 정보
https://www.aicr.org/ 에서 사로 나오는 뉴스레터를 신청

참고하면 좋은 통합의학 정보

하버드대학의 https://oshercenter.org/
앰디앤더슨의 암센터의
https://www.mdanderson.org/patients-family/diagnosis-treatment/care-centers-clinics/integrative-medicine-center.html

관련 학회

Society of Integrative Oncology, 매년 미국에서 개최되며 온라인 참가 가능 https://integrativeonc.org/
British Society for Integrative Oncology, 온라인 학습이 가능
https://www.bsio.org.uk/

<국내 관련 정보>

전국 지역암센터

전북지역암센터(전북대병원), 전남지역암센터(화순전남대병원), 경남지역암센터(경상국립대학교병원), 부산지역암센터(부산대병원), 대구경북지역암센터(칠곡경북대병원), 대전지역암센터(충남대병원), 강원지역암센터(강원대병원), 충북지역암센터(충북대병원), 제주지역암센터(제주대병원), 인천지역암센터(가천대길병원), 울산지역암센터(울산대병원), 경기지역암센터(아주대병원)

전국 암생존자통합지지센터

국립암센터와 지역별 지역암센터(12)에 설치 운영

저자 후기

1982년 터프츠대학 뉴잉글랜드 의학병원에서 암 환자를 보아온 후 40년의 세월이 흘렀다. 미국과 한국의 다양한 암 환자를 만났고 암 이후에 새로운 삶을 살아가는 사람들과 함께했다. 물론 오랜 시간을 함께하지 못하고 이별을 한 암 환자들도 있었지만 말이다. 암 이후에 더욱 현명한 삶을 살게 된 사람들에게는 어떤 공통점이 있을까? 암 환자들에게 도움을 주고 질문의 답을 찾기 위해서 많은 논문과 책을 보았고 국내 외 스승, 동료, 후배 의료진과 소통하면서 퍼즐을 맞춰나갔다. 그 여정이 40여 년이 되었다.

그동안 환자의 치유와 암의 극복 과정을 융합하여 개인별로 맞춤형 도움을 주려고 노력했다. 그러기 위해서는 충분한 시간이 필요했는데 현재의 의료시스템에서는 충분한 대화를 나누기 어려웠다. 강좌와 프로그램을 개설하여 부족한 부분을 채우려고 노력했지만, 여전히 아쉬움의 말들이 남았다. 암 환자와 가족에게 해주고 싶은 말들을 글로 정리하고 싶었는데 생각만큼 기회가 닿지 않았다. 그런데 이제 병원에서 전임교수의 은퇴 시기가 다가왔다. 자연스럽게 이번 기회에 글을 남기기로 마음먹게 되었다. 다만 너무 호들갑스럽고 요란스럽지 않게, 환자에게 말을 건네듯이 실천에 도움이 되는 내용을 전하고 싶었다. 결과물이 이 책이다.

남산 정상에 팔각정이 있다. 기둥이 8개로 사방이 뚫려 있고 그사이 너른 마루가 있어서 보기에도 시원하고 무엇보다 안정감이 느껴진다. 각각의 8기둥이 서로 균형을 잡고 안정적으로 지붕을 버티고 있어서 지나가는 사람들에게 편안한 쉼터가 된다. '암, 다시 짓는 집'의 8가지 수칙을 정리하면서 남산 팔각정이 떠오른 이유이다. 이 책이 암환자와 가족에게 남산 팔각정 같은 존재가 되면 좋겠다.

책을 마무리하면서 떠오르는 고마운 사람들이 있다. 연세의대와 보스턴의 터프츠대 전공의 시절에 지적 호기심을 자극해 주신 스승님들께 감사드린다. 뉴잉글랜드병원과 존스홉킨스병원 시절 함께 했던 미국의 동료 의료진에게 감사드린다. 귀국 후에 지금까지 근무했던 아주대병원의 동료들에게 감사드린다. 특별히 오영택 학장과 방사선

종양학과, 경기지역암센터 식구들에게 감사의 마음이 크다. 경기지역암센터 설치부터 함께하며 이 책의 출판까지 맡아준 노수현 편집자에게도 감사의 인사를 전한다. 나의 새로운 배움과 시도에 많은 인연이 이어졌다. 모두 다 언급하지 못하지만, 이 책은 그런 인연이 만든 산물이다.

암 이후의 삶을 위한 통합의학 처방

암, 다시 짓는 집

초판 1쇄 발행 2022년 10월 19일
초판 2쇄 발행 2022년 12월 26일

지은이　전미선
펴낸곳　마음대로
편　집　손명세, 노수현
교정교열　최지인
디자인　정나영 (@warmbooks_)

등　록　제2018-000139호
주　소　서울시 중구 세종대로 19길 16 성공회빌딩 별관 302호
이메일　nsoo102@naver.com

가　격　15,000원
ISBN　979-11-964729-5-5(03510)